吴门医派曹惕寅遗稿存真

曹惕寅医案医话录（正续集）

曹惕寅 著

郭天玲 陆海凤 纪 军 唐佐阳 整理

全国百佳图书出版单位

中国中医药出版社

·北京·

图书在版编目（CIP）数据

曹惕寅医案医话录：正续集 / 曹惕寅著；郭天玲
等整理 . -- 北京：中国中医药出版社，2024. 12.
（吴门医派曹惕寅遗稿存真）.
ISBN 978-7-5132-9063-0

Ⅰ . R249.7

中国国家版本馆 CIP 数据核字第 2024EY6483 号

中国中医药出版社出版

北京经济技术开发区科创十三街 31 号院二区 8 号楼
邮政编码　100176
传真　010-64405721
天津裕同印刷有限公司印刷
各地新华书店经销

开本 787 × 1092　1/32　印张 9.75　字数 164 千字
2024 年 12 月第 1 版　2024 年 12 月第 1 次印刷
书号　ISBN 978 – 7 – 5132 – 9063 – 0

定价　55.00 元
网址　www.cptcm.com

服务热线　010-64405510
购书热线　010-89535836
维权打假　010-64405753

微信服务号　zgzyycbs
微商城网址　https://kdt.im/LIdUGr
官方微博　http://e.weibo.com/cptcm
天猫旗舰店网址　https://zgzyycbs.tmall.com

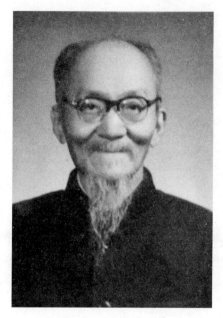

曹惕寅（1881—1969）

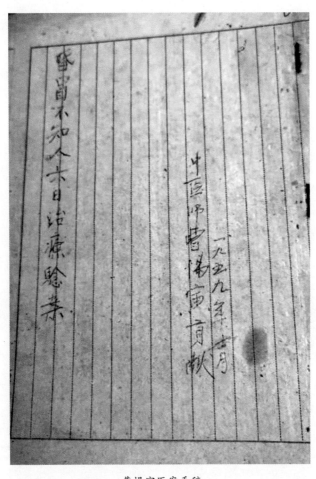

醫者不知六日治療聽葉

中醫師曹愓寅貢獻

一九五九年十二月

曹愓寅医案手稿

施序

中国医药学肇始远古，自岐黄论道，越人辨脉，仲景立方，神农品药，悠悠岁月，两千余载，于中华民族繁衍生存功居伟哉！不仅构建了防病治病及养生的完整理论体系，而且历代医家还在传承经典中不断实践，如《褚氏遗书》曰："博涉知病，多诊识脉，屡用达药。"是谓三代以降，汤液之兴，方论始备，十剂以准规矩，七方以明绳墨。诚闲云潭影日悠悠，物换星移几度秋，从而积累了底蕴深厚的临证经验。历来有曰："百艺之中惟医最难！"所难者，在于辨证、用药。夫证有相似，药有寒凉，设若投治少差，存亡在于反掌。是以昔淳于公云："人之患患病多，医之患患方少。"故历代医家无不揣摩以工于辨证、凭脉施治为首务，并于诊余著书立说，感悟岐黄之道，游弋天人变化之妙，阐明经典，通乎时俗，溯流穷源，推常达变，宣解往范，作述兼修，昭示来学，书通二酉，汗牛充栋，在历史的积淀中，汇聚而成伟大宝库。

同窗校友郭天玲教授等历经数年辛劳，将先师海上名医曹惕寅先生之遗著搜罗整理，勘误校正，汇编成籍，名曰《吴门医派曹惕寅遗稿存真》，并于剞劂付梓前夕示书稿于余，遂有幸拜读，顿觉如沐春风。岐黄秦汉之论，若网在纲；其学至精，薪火之传。全书学验俱丰，大道至简，既记录大量疑难病案及奇效经验，更有理论创新，倡导"万病惟求一通"之说，于万千医论中独辟蹊径，别具一格，充分彰显先生从医六十余载深厚之理论造诣与丰实之临床经验，可谓运以精思，达以卓论，非同凡响。

惕寅先生祖籍安徽歙县，十世祖后迁居苏州，上祖擅外科，父辈渐内外科并重，旁及妇儿。至先生幼承家学，并得伯父曹沧洲耳提面命，兼以悉心研读宋元明清医家著作，对温病大家叶天士辨证用药更是领悟有加，日渐磨砺，乃成起废痼、润枯毙、系生死之大医。苏州乃昔日吴国都城，为吴王阖闾重臣伍子胥于公元前500余年营造。斯域物华天宝，人杰地灵，催生吴门医派名医辈出，至明清时期更是群星璀璨。曹沧洲先生乃清代吴门名医，名噪一时。上海于春秋时期亦属吴国领地，时至今日，上海金山区枫泾镇依然保留吴越分界之界河与界碑。约 1267 年（南宋咸淳三年）设上海镇，嗣后内河运输日渐式微，海运兴起，吴文化与日东扩。至 1843 年（道光二十三年）上海开埠，迈向现代大都市，并肆繁荣，人才荟萃，药铺林立。全国名医聚沪，互相切磋交融，时值西学东进，斯有海派中医应运而成，吴门医派汇入者不乏其人。

惕寅先生于 20 世纪初叶亦迁居悬壶海上，名震一方，海派中医凭添新声。先生德医双馨，每于膏肓之疾救溺回生，效如桴鼓，乃于数十载从医生涯中悟出一道，曰"万病惟求一通"！论曰："通者，人赖之以生。"人之经络、脏腑、气血皆需周流而畅通，"人之生得气血之流畅，病则气血违和"，如有失畅"则通之要者，在乎调三焦气化"。上焦如雾，亦如太虚，宜升清，管理布施；下焦如渎，亦如浊地，宜疏通，管理渗泄；中焦如沤，似一瓢之水，贵在流动，又兼有管理上下二焦之能。三焦升降有序，气血融通，则阴阳得以平秘。先生于"通"法之研究，广览群经，缜密推敲，尊岐黄之说而多有发挥。《素问·逆调论》即已指出人体气机运行以顺为常，逆则为病。"逆调"者，即"调逆"也。《素问·至真要大论》曰："谨守病机，各司其属，有者求之，无者求之，盛者责之，虚者责之，必先五胜，疏其血气，令其调达，而致和平，此之谓也。"又曰："逆之从之，逆而从之，从而逆之，疏气令调，则其道也。"可见，宣其通调之道乃至理之言，先生则集思约取而弘扬光大。于通法之应用，先生经验宏富，可求上下之通、表里之通，或调气血以求通、化痰湿以求通。或补气，令气旺则和畅，而络脉舒则脏腑之气皆旺，或补血，令血充则气旺，络脉亦随之调和而得通。因之可锐攻病机以求通，亦可调顺趋势以促其自通。或得药物之通，或以外治求通。又如八法皆寓于通，汗、吐、下、和、温、清、补、消虽各有专致，但其旨亦在一通。可见致通之术至多，变化无穷，而求通之旨一焉。

先生不仅精于医理发微，且每施于临证，在众多医案中均可窥见通法之灵活应用，并对八种专病以通之论指导，取得研究成果。昔吴师机《理瀹骈文》曰："外治之理即内治之理，外治之药亦即内治之药，所异者法耳。"先生秉持十三科一理相贯之前训，在内治的同时，亦常用外治之法相配合，将"导邪外达法"灵活应用，临证内外兼施，相得益彰，又何其妙哉！

大医精诚，医虽艺事，而拯疾痛、系生死，非芝菌星鸟之术可以诡诞其辞也。中医药古籍文献令人望洋兴叹，然可以赐人以准绳，提纲挈领，于无涯医海指点迷津者，惕寅先生之遗著实不可多得。今日继承弘扬中医学遗产已为国人所倡导，成就辉煌，持悖论者已非势取。昔杜甫有曰："王杨卢骆当时体，轻薄为文哂未休。尔曹身与名俱灭，不废江河万古流。"中医药学必将在中华民族伟大复兴中如江河之万古长流！

习近平同志号召我国中医药工作者应在推进中医药事业发展中坚持"传承精华，守正创新"，余以为郭君之奉献当属范示，诚可歌也！新书面世可卜读者手不释卷，斯以为叙。

施杞

识于 2024 年春

施杞，国医大师，曾任上海中医药大学校长，现任上海中医药大学专家委员会主任委员。

陆序

　　郭天玲与陆海凤两位医生领衔整理的《吴门医派曹惕寅遗稿存真》是一套内容丰富，学术观点鲜明，既有方药，又有临床实效的中医文献实录。翻阅《遗稿》，一段往事不禁泛入脑海，20世纪90年代初，余时任职于上海中医学院中医文献研究所，参编刊行由国医大师施杞教授主编之《上海历代名医方技集成》，其中收录曹惕寅先生学术经验和技术成就，对其倡导的"万病惟求一通"，高评认为"乃先生学术经验之精华，亦临床治病之南针"，堪称医林创记，卓尔不凡。

　　曹惕寅（1881—1969），幼时谙熟儒家思想，其后又深受佛道两家影响。纵观曹老出身及早年经历，他的学术思想及其国学渊源确是由来有自。虽则《遗稿》以医记为主，但时有展现宋儒理学用语且未注明出处，耐人寻味。余因遍览文献，历经寒暑，终于厘清眉目。追溯曹老早岁随父寓居北京期间，曾师从现代中国文学大家林琴南。林氏崇尚程朱理学，史称其"笃嗜如饮粱肉"。经清同治进士桐城学派吴汝纶推荐任教京师大学堂（创办于光绪二十四年，作为实施戊戌变法，实现"新政"措施之一）。曹父为光绪八年进士，历任清代翰林、编修，与林氏交集完全可能。曹惕寅先生生前对学生不谈宋儒理学，隐去父亲姓名身份，恐与时代有关，有难言之隐耳。随着时代进步，医学科学的发展，曹老先生与时俱进，接受科学新知，研究疑难杂症，解决了诸多顽疾。其中思维机杼多受中国哲学思想之启迪，确属难能可贵。

郭君乃曹老在上海中医文献研究馆的最后弟子，陆君为市卫生局直属中医带徒班的关门弟子。目前均已年届耄耋，在社会变迁、物是人非、资料散失严重的困难情况下，他们怀着对中医事业的赤诚之心，感念师恩，不忘师教，尽心收集，终于将曹老一生治学及诊疗经验汇编成《吴门医派曹惕寅遗稿存真》四册，确是为中国传统医学的保存和传承做了有益的贡献。

乐为之序！

陆鸿元

2024 年 3 月

陆鸿元，上海中医学院（今上海中医药大学）1962 年首届毕业生，上海市名中医，勉吾轩主人，1925 年生。

写在前面

曹惕寅先生，名岳峻，字惕寅、契敬，20世纪50～60年代的上海名医，上海市中医文献研究馆馆员。说他是上海名医，其实从他的出身、医学源流和辨证用药风格来看，曹惕寅可为吴门医派的杰出传人；而后他来到上海，融入海派医家的队伍。海派中医海纳百川，而吴门医派正是其中重要的一支。

曹惕寅先生祖籍安徽歙县，十世祖后迁居姑苏城。家传以医为业，上祖云洲尤擅外科，其父祖辈渐至内外科并重，旁及妇幼。曹惕寅先生幼承家学，又因少时多病，故悉心习医，并得伯父曹沧洲亲炙，随堂兄南笙先生临诊。曾言及除中医经典外，对宋元医家及明清时期江浙地区的温病学家著作均精心研习，尤喜叶天士的辨证用药。

1919 年夏，吴中大疫，死人无数，他随伯父、堂兄等日夜研究，制定《救急便览》一册，并广为印发，从而挽救了众多病患。该册子充分体现了吴门医派在疫情大流行时的辨证用药急救特色，至今仍有重要参考价值。1927 年，由曹惕寅所著的《翠竹山房诊暇录》在沪出版，该书记录了他早年在诊治疑难杂症时的思考与效验，此书及至近年尚有人印售。

曹惕寅先生于 20 世纪 20 年代移居上海后，除自设门诊外，还曾任江南造船厂、上海公安医院、邮电医院、仁济医院等单位的医学顾问，从而接触治疗多种近、现代疑难病症。他通过认真的学习思考，寻找辨证规律，积累了丰富的实践经验，并从数十年的临床经历中悟出了一个重要观点："万病惟求一通"。这一思想贯穿他的辨证思维中，贯穿他的组方用药上，是他学术思想的精髓。他所言的"通"，是广义的通。他认为"六腑固然以通为补，其通出于外，以成其化糟粕之能，而得排泄之用；五脏之通达于内，以收其生精微之功，而成濡养之用""通之要者，在于调三焦之气化，使其升降有序、气血融通，而阴阳得以平秘也"。更深层的意思，是指一身经络气血的流通、三焦气化之和通。

曹老特别重视肺气的通畅，认为治病首重肺胃，盖肺主一身之气，胃乃十二经脉之海。肺气通调，则脏腑之气皆调；胃失和降，则气血生化无权。他又特别指出"肺为华盖，又为娇脏，位居上焦，喜清虚"，故"治肺之病，药宜味薄气升，轻清上行，方可使肺气得展，邪无留地，重则药过病所矣"。这在他的处方用药中，都可得到明显的印证。即使在疏肝、通肠、利尿剂中，亦常配用肺经、胃经之药，往往取得事半功倍之效，体现了他"万病惟求一通"的思想。他门诊所用的脉枕上，用粗黑的丝线绣着"万病惟求一通"的字样。记得他曾多次结合具体病例，在辨证处方时，对着我们用手指重重地叩击着这几个字，以此强调他的学术观点，启示他的学生弟子。

曹惕寅先生的辨证用药体现了吴门医派轻清灵动、举重若轻的风格，还极善于应用浅显的物理现象和哲学思辨指导治疗疑难重症，遇急难病常有巧思。他常带着临床上的问题，探求理论上的解答。他出身中医世家，但思想并不保守。对于近代传入的西医学，他认为也是治病救人的手段，常言："西医学说擅长于物质，中医学说擅长于气化""二者各有短长，应当互相取长补短"。曹惕寅先生还善用外治法，常内服外用并重，相辅相成。其外用药应用的思路，也深受家传及曹沧洲的影响。在后期，他的处方用药更形成了自己的鲜明特色。我们可以看到曹惕寅的处方中有古方的神韵，融入了很多经方的片段乃至全方，其君、臣、佐、使排列有序，而且往往成组成对地呈现，融入"万病惟求一通"的思想，条理思路十分清晰，使后学者极易领会和掌握。为了体现这些特色，我们在《万病惟求一通》《百通验案选集》的处方排版中，要求尽量体现这种独特的排列形式。

　　民国元勋，曾任清末江苏巡抚的程德全先生在《诊暇录》序言中言其曾"证之吴地人士及家中儿孙辈：一切危症具经先生匠心独运，拯救有得，因知其存心之厚，操术之神，未可以常人论也"，说曹老"洞察精微无怠无倦，遇疑难尤好精究，处艰困不辞劳瘁，并且尽将所承医术传授予人，以利济急扶贫"。作为后学，深感程氏言之甚确。曹老对每个患者、每张处方都极为认真，他还多次以"习字费纸，习医费人"告诫我们。

曹老曾是连续两届的上海市静安区人民代表,是较早期的中国国民党革命委员会成员。1956年,曹惕寅先生被上海市中医文献研究馆聘为首批馆员。他非常重视并认真对待这一工作,包括临床带教、整理自己的医药经验和学术体会,产出颇丰。

1963年夏,经过6年大学生活,我从上海中医学院(现为上海中医药大学)毕业,并被分配到上海市中医文献研究馆工作,任助理馆员,具体工作是继承整理老中医、老馆员的学术思想和临床经验。给我安排的首位老师便是曹惕寅先生。当时曹老已82岁高龄,在静安区石门二路家中设有私人门诊,每周我去那里三次跟他抄方,听他传授临诊经验。之前,中医文献研究馆委派到曹老处工作与学习的已有多人,如黄少堂、王秀娟、林功铮等,另外跟随他学习的还有戴兰芬医生和上海市卫生局委托培养的四五位医生,其中包括余雅文、陆海凤医生等。他们对曹惕寅先生的学术思想和诊治特色也颇有体会。

曹老个子不高,骨骼清奇,双目炯炯有神,一缕花白的山羊胡子,每每随着他认真的讲述而抖动,这便是他给我最初、也是永远难以忘怀的印象。而曹老的学术思想、用药经验和风格更深深地影响了我们。如今，曹老去世已半个世纪，我则退休多年，如今也85岁了，看着留在我手边的一大叠曹老的医论、医案等资料，纸张已经发黄变脆，深觉不应该让它们就此变成废纸而消失在历史的尘埃里，有生之年，我们有责任把它们保存并传承下去，让更多的后来者得以学习和借鉴这些宝贵的医学遗产。我的想法得到陆海凤医生的支持，她抱病翻找出珍藏的书籍和散在学生手中的资料，多次搜索补充，使吴门医派曹惕寅的遗稿尽可能做到无遗漏，从而得到较完整的保存。纪军博士和唐佐阳医生都是单位里的主干力量，工作十分繁忙，但他们热爱中医事业，抱着极大的热情和兴趣，利用业余时间，认真地投入了这项工作。

我们的工作，从重温曹老的遗稿开始，追溯了曹氏的学术渊源，同时走访了曹老在上海的门诊旧址，见到了他的后人，到苏州寻访了曹沧洲祠和曹惕寅老宅，温故而知新，终于理出了一些头绪，特别是在中国中医药出版社华中健老师的支持和策划下，决定把这项工作定名为《吴门医派曹惕寅遗稿存真》，包括以下四册：

第一册《翠竹山房诊暇录　临证述要》，内容包括：①《翠竹山房诊暇录》，收录曹惕寅先生早年（1928 年以前）的临床经验总结；②《临证述要》，收录曹惕寅先生 20 世纪 20 ～ 50 年代的临证经验；③附一：《救急便览》，为曹惕寅先生与伯父曹沧洲、堂兄曹南笙共同研究制定的瘟疫救治实用手册；④附二：曹氏医学源流及传承。

第二册《万病惟求一通》，内容包括：①较详细地论述了"万病惟求一通"的理论和根据；②收录曹惕寅先生在新中国成立后的近 20 年间，随着疾病谱的变化，运用和发展了他一贯主张的"万病惟求一通"的思想，总结八大类疾病的个人学术观点和临床经验；③最后还介绍了曹氏历代积累的外治法、方药。

第三册《百通验案选集》，主要选取曹惕寅应用"万病惟求一通"思想治疗的百例医案，以为示范。

第四册《曹惕寅医案医话录》（正续集），主要包括：①由原上海市中医文献研究馆助理馆员黄少堂、王秀娟整理保存之《曹惕寅医案医话录》（正续集）；②曹惕寅遗稿：《我对工作和带徒的体会》；③曹惕寅讲述、戴兰芬整理的《通肺气以治肝，通浊滞以治胃》；④曹惕寅膏方案及噙化方案选录。

由于资料繁多，曹老本人整理或口述的病案及文献馆整理的医案时间跨度较大，前后引用或有重复，为保存遗稿的完整性，一般不作删节。另外，由于时间久远，纸质资料保存不易，有的字体不清，转录或有出入。凡此，祈请阅者多予以指正。

郭天玲执笔

2024 年 1 月

编写说明

1.《翠竹山房诊暇录 临证述要》以 1927 年上海翠竹山房石印本为底本，繁体、竖排改为简体、横排，以现代标点句读，对通假字出注说明，古字、异体字、错别字径改不出注。为保留原书风貌，对方言习语、中药名的简俗写法均不做改动，冷僻者首见出注说明。另外，原署名集中放在书名下，不再在卷中出现。

2. 药物剂量均按原处方书写，即用旧制。一钱合今中药计量之 3g，一两合今中药计量之 30g。

3. 除《翠竹山房诊暇录 临证述要》外，病例中患者姓名多隐去名字，保留姓氏。

4.《万病惟求一通》《百通验案选集》及膏方处方中保留了曹老的独特书写特色，即药物分组对齐排列，一般由 3～5 组组成，每组由 2～3 味功效相近或相协调的药物组成。一般第一组体现主旨，第二、三组为宣肺气、利三焦、助运化之剂，其余为佐使或辅助药。例如，暑湿寒热病例处方，用芳香化浊、分利湿热法，处方中共有5组药物，第1～4组以竖列排，第5组以横列排（处方中的药组提示数字及竖横线为编者所加，以说明药物排列特点）：

①苏梗	②白蔻仁	③姜川朴	④青皮
枳壳	白杏仁	范志曲	广木香
郁金	姜半夏		

⑤车前子　鸡苏散　藿香正气丸

为体现曹老这一处方书写特点，并兼顾排版可行，我们采用处方药物按药组顺序连排，以分号分隔药组，同组内各药物以逗号分隔，处方结束以句号收尾。仍以上方为例，按此方法排版后，处方格式如下：

苏梗，桔壳，郁金；白蔻仁，白杏仁，姜半夏；姜川朴，范志曲；青皮，广木香；车前子，鸡苏散，藿香正气散。

《翠竹山房诊暇录　临证述要》和《曹惕寅医案医话录（正续集）》中的处方并未按此规律排列，但仔细品读，仍可找出其中规律。

5. 本套书中极少量主题在不同辑册中有所重复，系曹老本人或学生在不同年代记录整理的内容，其在具体内容上随时间的递进也略有不同，体现了曹老对疾病的认识及学术思想上的深化和提升，因此尽量予以保留，如此亦保持了原稿的完整性。

6.曹老所处时代，有些医理尚未被认知，阅者当识别之。

编者

2024 年 2 月

目录

正集

医案

哮喘

案 1 曹某，女，23 岁，仁济医院住院。

初诊：哮喘 18 年，气急咳嗽，鼻塞痰鸣，背重胸闷，胁肋牵痛，便艰溲少，脉象弦数，舌白尖红。痰浊内蕴，肺气失宣。法当宣肺化痰，泄浊化滞。

处方：牛蒡子三钱，苏子三钱，莱菔子四钱，生紫菀钱半，白杏仁四钱，瓜蒌皮四钱，冬瓜子五钱，保和丸（包）四钱，生蛤壳一两，白前二钱，通草一钱。

二诊：气急咳嗽、痰鸣口淡、胸闷胁痛依然，大便得通。肺气未畅，痰浊阻蕴，仍从前法。

处方：牛蒡子三钱，苏子三钱，白芥子三钱，莱菔子四钱，生紫菀钱半，白杏仁四钱，冬瓜子五钱，旋覆花（包）二钱，白前二钱，保和丸（包）四钱。

三诊：大便稀薄，痰热有转化之机。仍当宣肺化浊，冀其气机更畅。

处方：白杏仁四钱，枳壳钱半，生紫菀钱半，牛蒡子三钱，生蛤壳一两，白石英四钱，炙橘白钱半，生苡仁五钱，丝瓜络三钱，青葱管一尺，川贝末三钱（分 10 包，在咳嗽甚剧时开水调服 1 包）。

四诊：气急见缓，咳嗽鼻塞，胸闷胁痛，痰厚未减。积蕴之痰未化，气机仍未畅达，当再从原法。

处方：牛蒡子三钱，生紫菀钱半，白杏仁四钱，枳壳钱半，瓜蒌皮四钱，陈皮钱半，生蛤壳一两，白石英四钱，川贝末三钱（分10包，在咳嗽剧时开水调服1包）。

五诊：新感风邪，致鼻塞咳嗽更剧，当依原旨佐以祛风。

处方：薄荷（后下）八分，前胡三钱，牛蒡子三钱，水炙紫菀钱半，白杏仁四钱，枳壳钱半，瓜蒌皮四钱，竹茹三钱，生蛤壳一两，白石英四钱，冬瓜子五钱，莱菔子四钱。

六诊：病情较好，惟寐醒作咳。此肺胃之痰热未清，当再清肺泄热、平气化痰。

处方：桑叶三钱，薄荷（后下）八分，牛蒡子三钱，瓜蒌皮四钱，白杏仁四钱，丝瓜络三钱，青葱管一尺，生蛤壳一两，白前二钱，通草一钱，鲜芦根一两。

另服四一定喘粉：制南星七钱，竹沥夏一两，水炙紫菀七钱，象贝七钱，远志肉五钱，僵蚕五钱。共研细末，分41包，每包一钱，日服1包，开水调服。

又：早服参苓白术丸二钱，晚服资生丸二钱。

【黄少堂按】此病经西医诊断为支气管哮喘，为患者在幼年时患麻疹之后遗症，逐渐发展，每年要发1次或2次，经治疗后即平。这次连发数月不止，住院治疗未见效果。曹师投以畅肺化痰平气之剂，并嘱服自拟之"四一定喘粉"和成方丸剂涤痰健脾，以期巩固疗效，步步减轻至恢复工作。此案曹师始终以宣气化痰为主，盖以患者尚属青年，当以祛病为急也。

案2　王某，男，31岁，仁济医院住院。

初诊：患喘已有六年，咳嗽气急，不得平卧，寐醒更剧，口淡痰多，痰觉咸味，脘腹鸣响，舌黄中根白厚。痰热蕴于肺胃，肾气不纳而反上泛，先宜清肺化痰、助运化浊。

处方：牛蒡子三钱，苏子二钱，白芥子三钱，水炙紫菀钱半，白杏仁四钱，宋半夏三钱，保和丸（包）四钱，旋覆花（包）二钱，代赭石四钱，生蛤壳一两，莱菔子四钱。

二诊：气急依然，惟咯痰较畅。肺气尚被痰浊壅积，清浊失司，当再从前法。

处方：旋覆花（包）二钱，代赭石四钱，生蛤壳一两，水炙紫菀钱半，白杏仁四钱，宋半夏三钱，陈皮钱半，生苡仁五钱，保和丸（包）四钱，炒谷芽五钱，乌药钱半。

三诊：气急咳嗽稍减，脘腹鸣响亦止，惟痰咸显明。肺胃之痰未清，肾失摄纳之权，当两顾之。

处方：七味都气丸（分早晚2次吞）四钱，代赭石四钱，生蛤壳一两，白杏仁四钱，宋半夏三钱，乌药钱半，保和丸（包）四钱，炒谷芽五钱，陈皮钱半，苡仁五钱。

四诊：咳嗽气急较平，痰咸未减，精神疲乏，胃纳欠佳。当再固肾助运，佐以化痰。

处方：七味都气丸（分早晚2次吞）四钱，炒枣仁三钱，远志肉钱半，炙鸡金四钱，乌药钱半，竹沥夏三钱，陈皮钱半，代赭石四钱，生蛤壳一两，白杏仁四钱，炒谷芽五钱，车前子四钱，通草一钱。

五诊：气急咳嗽好转，精神较好。惟久病之躯，因病而致体虚，因体虚而病易反复。当然以培养为主，化痰为辅。

处方：七味都气丸（分早晚2次吞）四钱，炒枣仁三钱，远志肉钱半，川断五钱，桑寄生五钱，代赭石四钱，白杏仁四钱，宋半夏三钱，乌药钱半，陈佛手一钱，炒谷芽五钱，通草一钱。

另服四一固卫定喘粉：黄芪皮五钱，漂白术五钱，防风五钱，制南星五钱，竹沥夏六钱，远志肉五钱，象贝五钱，僵蚕五钱。共研细末，分41包，每包一钱，日服1包，开水调服。

又：早晚服七味都气丸二钱。

【黄少堂按】此病经西医诊断为支气管哮喘。患者因少寐致辛劳过度，感受风寒而引起哮喘，步步发展，造成每天晨起即须服止喘药片三四片，否则不能行动，全天须服10余片甚至20余片，剧时尚须注射针剂。经曹师治疗，服汤药30余剂，气喘得平，止喘药片减至每天晨起服一二片，余时可以不服。嘱服自拟四一固卫定喘粉和成药七味都气丸1个月，现已恢复工作，无须再服止喘片。有时晨起微喘，待痰吐出些即平。因嘱再继续服四一固卫定喘粉和七味都气丸3个月，以图根治。

案3 朱某，男，38岁，仁济医院住院。

初诊：气急咳嗽，痰吐如沫，胸中痞满，左膺引痛，便通溲利，病已3个月，脉软弦滑，舌黄白腻。痰湿交阻，肺气失宣，营络被阻，运化失职，法当宣肺化痰、通络助运。

处方：水炙紫菀钱半，白杏仁四钱，枳壳钱半，桔梗七分，生蛤壳一两，冬瓜子五钱，旋覆花（包）二钱，代赭石四钱，丝瓜络三钱，青葱管一尺，通草一钱，枇杷叶（去毛）五片，保和丸（包）四钱。

二诊：气急咳嗽，痰多白沫，脉软弦滑，舌黄垢腻。肺应降而不降，脾应升而不升，痰湿困于中焦，当再宣肺化痰、助运通络。

处方：枳壳钱半，桔梗七分，水炙紫菀钱半，白杏仁四钱，冬瓜子五钱，莱菔子四钱，生蛤壳一两，白石英四钱，带子丝瓜络三钱，青葱管一尺，通草一钱，保和丸（包）四钱。

三诊：气急见减，咳嗽未平，脉弦滑，舌黄腻。肺胃之气机未调，当再宗前法。

处方：枳壳钱半，桔梗七分，瓜蒌皮四钱，白杏仁四钱，莱菔子四钱，保和丸（包）四钱，生蛤壳一两，白石英四钱，丝瓜络三钱，冬瓜子五钱，陈皮钱半，炒谷芽五钱。

四诊：气急咳嗽渐平，惟舌黄垢腻未退。此痰浊未清，当从原意。

处方：枳壳钱半，桔梗七分，白杏仁四钱，宋半夏三钱，冬瓜子五钱，莱菔子四钱，陈皮钱半，生苡仁四钱，旋覆花（包）二钱，生蛤壳一两，通草一钱，枇杷叶（去毛）五片，赤芍三钱。

五诊：气急咳嗽已轻，惟左膺之痛尚隐隐牵掣未已。络中之痰气未宣，当再宣气畅肺。

处方：生紫菀钱半，白杏仁四钱，枳壳钱半，郁金一钱，陈皮钱半，丝瓜络三钱，旋覆花（包）二钱，生蛤壳一两，通草一钱，枇杷叶（去毛）五片，赤芍三钱。

六诊：症状虽见消失，惟舌未清。络中之痰气未净，当再宣络利气。

处方：旋覆花（包）二钱，丝瓜络三钱，竹茹三钱，陈皮钱半，枳壳钱半，青葱管一尺，白杏仁四钱，冬瓜子五钱，水炙紫菀钱半，炒谷芽五钱。

另嘱其每日服六君子丸三钱，共1个月。

【黄少堂按】此病经西医诊断为支气管哮喘兼肺气肿。患者因工作奔走，饥饱失时，由伤风引起喘咳。初时不以为意，后逐步发展，病已2年，时发时好。这次发作已有3个月，治疗未见效果。经曹师诊治，投宣肺宽中、通络助运之药共40余剂而愈。嘱其平时注意饮食调节，并嘱服六君子丸1个月，以助中运。

案4 宋某，女，25岁，仁济医院（住院号10650）。

初诊：喘病20年，自本年一月起，至今连发不已。神疲气短，自汗心跳，得食作呕，脉细弱少力。由于病久致虚，因虚益病，气化升降违常，体力衰弱，诸病丛生，治之非易。姑拟培养之法，以固本为入手先着。

处方：北沙参四钱，天冬二钱，米炒黑元参四钱，甜杏仁四钱，川贝二钱，旋覆花（包）二钱，煅瓦楞粉（包）一两，炒枣仁三钱，远志肉钱半，淮小麦（包）一两，煅牡蛎一两，川断四钱，桑寄生四钱，白芍四钱。

二诊：呕恶已止，神疲稍振，自汗亦少，惟腹鸣便溏溲少，脉仍弱而少力。积病已久，气阴大伤，当再补益之。

处方：吉林人参须（研末分2次吞）七分，米炒黑元参四钱，米炒北沙参四钱，焦山药五钱，土炒白芍四钱，甜冬术三钱，煅牡蛎一两，淮小麦一两，桑寄生四钱，川断四钱，枳壳钱半，炙橘白钱半，车前子（包）四钱，炒谷芽五钱，川象贝末（分10次吞）各二钱。

三诊：脉尚细弱少力，舌白滑口淡，胁痛，知饥而不思纳谷，腹中不适，便溏溲少。由于肝、脾、肾内亏日久，一时未易速效，当再培养之。

处方：吉林人参须（研末分2次吞）一钱，甜冬术三钱，茯苓四钱，焦山药五钱，土炒白芍四钱，川断四钱，桑寄生四钱，大腹皮三钱，枳壳钱半，陈皮一钱，盐半夏三钱，乌药钱半，车前子四钱，焦谷芽五钱。

四诊：口淡黏而干，胸次不畅，脘腹引痛，大便时干时溏，溲少。积虚未复，且又饮食不慎，脾运有妨。当再培养并佐以和中为治，但今后须善自珍摄。

处方：吉林人参须（研末分2次吞）一钱，甜冬术三钱，焦山药五钱，川石斛四钱，炙橘白钱半，盐半夏三钱，乌药钱半，炙鸡金四钱，白芍（甘草一钱同炙）四钱，车前子四钱，川断四钱，桑寄生五钱，煅瓦楞粉（包）一两，绿萼梅瓣钱半。

五诊：喘咳渐平，脉转软弦，口淡黏，胸腹未舒，大便溏已转干。气液稍充，惟积亏已久，仍当调补。

处方：吉林人参须（研末分2次吞）一钱，焦山药五钱，甜冬术三钱，五味子七分，麦冬二钱，白芍（甘草一钱同炙）四钱，茯苓四钱，川石斛四钱，炙橘白钱半，盐半夏三钱，枳壳钱半，乌药钱半，煅瓦楞粉（包）一两，绿萼梅瓣钱半，川断四钱，桑寄生四钱。

六诊：诸恙向安，精神已振，纳食欠香，脉软弦，舌薄。脾肾未复，当再培脾益肾。

处方：甜冬术四钱，茯苓四钱，焦山药四钱，川石斛四钱，新会皮钱半，姜半夏三钱，煅瓦楞粉（包）五钱，代赭石四钱，六曲四钱，炒谷芽五钱，川断四钱，桑寄生四钱，胡桃肉五枚，资生丸（包）四钱。

【黄少堂按】患者在校读书，今年起喘咳诸病连发不已，停学来沪治疗。经西医诊断为支气管哮喘，影响心脏衰弱，经注射新药和中药温养之剂未效。转延曹师诊治，断为病久肺阴已损，脾失健运，选用培养肺脾而病安。

案5 姜某，男，33岁，公费医院（住院号22829）。

初诊：喘病12年，近3年来连发不已。咳嗽不多，气急痰鸣，动作尤甚，寐醒时气复急促，腰脊酸痛，脉弦滑。就症象言，乃肾气不足而膈有积热痰郁，当先从清肺、平气、化痰法治之。

处方：苏子二钱，白芥子三钱，莱菔子四钱，水炙紫菀钱半，白杏仁四钱，瓜蒌皮四钱，旋覆花（包）二钱，生蛤壳一两，白石英四钱，杜仲三钱，金毛脊四钱，酒炒丝瓜络三钱，胡桃肉七枚，银杏肉（生，打冲）五枚。

二诊：投清肺、平气、化痰法未见减轻。病久体弱，未可滋补阻其痰热，仍拟原法出入为治。

处方：桑白皮钱半，款冬花三钱，白杏仁四钱，水炙紫菀钱半，枳壳钱半，桔梗七分，旋覆花（包）二钱，代赭石四钱，沉香屑（冲）四分，莱菔子四钱，保和丸（包）四钱，银杏肉（生，打冲）五枚。

三诊：经中西医双方调治后，气急痰鸣较平，惟腰痛偏左尚甚。痰热未净，肾气有亏，治从前意，佐以补肾。

处方：桑白皮钱半，款冬花三钱，白杏仁四钱，水炙紫菀钱半，冬瓜子五钱，炙橘白钱半，旋覆花（包）二钱，生蛤壳一两，白前二钱，杜仲三钱，金毛脊四钱，川断四钱，胡桃肉五枚。

四诊：气急虽平，而动则自觉有跃跃欲升之势，腰痛未已，痰味觉咸。此乃久喘伤本，肾气不固，摄纳无权，当以固摄下元为主。

处方：七味都气丸（分早晚2次吞）四钱，紫石英四钱，甜杏仁四钱，川贝钱半，生蛤壳一两，冬瓜子五钱，杜仲三钱，金毛脊四钱，胡桃肉五枚。

另：蛤蚧尾一对，研末分3次服，隔三日再服一对。

五诊：气自腹中跃跃之势已平，惟腰痛未减。可见本病由肾亏所致，自宜以补益为法。

处方：七味都气丸（分早晚2次吞）三钱，青娥丸（分早晚2次吞）三钱，紫石英四钱，当归身钱半，款冬花三钱，甜杏仁四钱，新会皮钱半，枳壳钱半，宋半夏三钱，金毛脊四钱，杜仲三钱，白芍三钱，炒谷芽五钱。

【黄少堂按】患者在 1950 年因受寒而成喘证，据西医检查为支气管哮喘。1955 年又患慢性肾炎，经治得愈。1958 年冬天起哮喘复发，连续不已，时轻时重，入院求治。除西医师注射盐水葡萄糖和激素外，并服中药治疗，经时一月，病得渐安，并嘱常服七味都气丸以固其本。

案 6 王某，男，31 岁，仁济医院（住院号 22019）。

初诊：喘病 7 年，今续发已有 2 个月。口干淡黏，自觉胸有积痰压紧，欲咳不出，平时痰味觉咸，感触风寒便发。此乃肾亏已久，水泛为痰，壅滞中焦，气化失司，当先宣气化痰，再议补肾。

处方：苏子二钱，白芥子钱半，莱菔子钱半，旋覆花（包）二钱，代赭石四钱，沉香屑（冲）四分，橘白钱半，胡桃肉五个，朱灯心五分，远志肉钱半。

另：川象贝末各二钱，分 5 次调服。

二诊：喘有好转，但尚未平静，当再平气化痰。

处方：七味都气丸（分早晚 2 次吞）四钱，紫石英四钱，胡桃肉七枚，冬瓜子五钱，瓜蒌皮四钱，白杏仁四钱，带子丝瓜络三钱，金毛脊四钱，青葱管一尺，枳壳钱半，桑寄生四钱，朱灯心五分。

三诊：喘咳大致平静，惟晨间总有一阵，当然是积亏所致，宜从培本为法。

处方：大熟地五钱，紫石英四钱，沉香屑（分2次吞）四分，瓜蒌皮四钱，甜杏仁四钱，冬瓜子五钱，丝瓜络三钱，枳壳钱半，川断四钱，金毛脊四钱。

另：早服七味都气丸三钱，晚服川象贝末五分。

【黄少堂按】患者为一职员，7年前因寒热失调，加之饮食不节而成喘病。虽经治疗而未得休养，致成肾脏虚弱，每遇气候变化，喘病即发。故先化痰浊以清肺胃，继进补肾以固摄纳之权而善其后。嘱常服七味都气丸以固本、川象贝末以化郁结之痰，冀肾固痰化，则可达到正复邪去之功。

案7 徐某，男，50岁，住大连路149号。

初诊：口苦，浑身酸痛无力。每隔二三日必先发心跳，然后气急头晕，耳响咽燥，咳逆痰沫味咸，胸胁胀闷，烦躁，言语失常，坐卧不安，大便干黑，脉来弦大。病经三年，经厂医诊断为心脏病气喘。来诊时详酌症情，拟治分两步：第一步先从清理积痰、积气、积湿；第二步着重泄热以养阴，宁神以安心，敛气以益肾。考足少阴之脉，其直者从肾上贯肝膈（胁胀），入肺中（咳嗽气急），循喉咙（咽燥），挟舌本（语謇）；其支者从肺出络心，注胸中（心跳、烦闷、觉热）。由此可证病由肾脏亏乏起端，所谓阴精下虚，气火上乘，乃致累及肺而扰及心肝。古人说治病必求其本，当从益肾为治，使其根泽则枝叶自茂。惟痰湿不去，培本非宜，故先以祛痰理气为治。

处方：陈皮钱半，焦苡仁四钱，象贝四钱，宋半夏三钱，旋覆花（包）二钱，沉香屑（冲）四分，抱木神四钱，香枣仁钱半，远志钱半，陈佛手一钱。

二诊：动则头晕耳响，咽痒作咳，胸闷，便行如败酱，溲少，咳嗽阵作。

处方：水炙桑白皮钱半，款冬花三钱，白杏仁四钱，旋覆花（包）二钱，生蛤壳一两，白前二钱，生苡仁四钱，冬瓜子五钱，通草一钱，玉蝴蝶四分，丝瓜络三钱，青葱管一尺，枯芩钱半。

三诊：气自脐下上冲，咯痰泛咸，胁痛头晕，耳响，咽痒气急。方依前法益损，佐以心肾兼治。

处方：六味地黄丸（吞）二钱，天王补心丹（吞）一钱，水炙桑白皮钱半，款冬花三钱，甜杏仁四钱，旋覆花（包）二钱，生蛤壳一两，白石英四钱，炒枯芩钱半，马兜铃七分，冬瓜子五钱，玉蝴蝶四分，丝瓜络三钱。

四诊：服纳肾养心剂，神色较好，泛痰仍咸，气冲未平，拟前法出入。

处方：都气丸（包）四钱，元参四钱，生蛤壳一两，白石英四钱，甜杏仁四钱，款冬花三钱，白茯苓四钱，炒枯芩钱半，川断四钱，桑寄生四钱，冬瓜子四钱，玉蝴蝶四分。

五诊：气急较平，咳嗽得减，气冲稍平，症情转佳，方宜增益。

处方：蛤蚧尾（研末，烂饭少许捣和为丸，分2次空心开水送下）一对，都气丸（包）七钱，白芍（甘草一钱同炙）三钱，旋覆花（包）二钱，生蛤壳一两，甜杏仁四钱，冬瓜子五钱，瓜蒌皮四钱，竹茹三钱，金毛脊三钱，桑寄生五钱，乌药钱半，炒谷芽五钱。

六诊：大便由黑转黄，但觉烙肛，小溲尚热，少腹动气宁定。

处方：都气丸（包）一两，煅牡蛎一两，原金斛四钱，白芍四钱，上川连五分，香枣仁钱半，川断四钱，金毛脊三钱，冬瓜子四钱，车前子四钱，炒谷芽五钱，川楝子三钱。

七诊：肝系通于目，目易干涩，肝阴不足之象也。

处方：元参五钱，鳖甲五钱，白芍三钱，香枣仁钱半，远志肉钱半，抱木神五钱，杭菊二钱，连翘心三钱，陈皮钱半，苡仁五钱，黛灯心五分。

八诊：病已去矣，体力未复，宜休养，切勿过分劳动。

处方：大生地一两，黑元参四钱，煅牡蛎一两，龟腹甲七钱，甜杏仁四钱，冬瓜子五钱，乌药七分，白芍三钱，茯苓四钱，苡仁四钱，条芩炭钱半，连翘心三钱，益元散（包）五钱，桑寄生五钱。

九诊：自本日起专用丸剂以巩固之。

处方：都气丸二钱，大补阴丸二钱，天王补心丹二钱，分早午晚开水送吞。

案8 李某，男，55岁，住海宁路814弄8号。

初诊：身体素亏，患病久矣。近十日气急，动则尤甚，面目浮肿，痰吐不利，咽干，脉来急促间歇，形容烦躁不安，语言低微，喘声续断，急迫上冲，甚至昏晕。久病之躯，阴伤已极，肺失肃降之力，肾少纳摄之权。此时病变之出入千钧一发，重镇则压气，峻补则凝痰。只得轻宣清窍以舒气利痰，继以养心益肾，俾气得附丽，脉来有根则佳。

处方：瓜蒌皮四钱，枳壳钱半，旋覆花（包）二钱，苏子二钱，水炙紫菀钱半，白杏仁四钱，桔梗七分，生蛤壳一两，白前二钱。

二诊：痰吐较多，咳则气急，动则尤甚。

处方：瓜蒌皮四钱，枳壳钱半，生蛤壳一两，冬瓜子五钱，青葱管一尺，土贝四钱，白杏仁四钱，桔梗七分，旋覆花（包）二钱，丝瓜络三钱，马勃八分。

三诊：气急痰韧，脉来尚有间歇，咽间干哽。

处方：桑白皮钱半，甜杏仁四钱，生蛤壳一两，川断四钱，北沙参四钱，川贝二钱，旋覆花（包）二钱，生谷芽五钱，朱天冬二钱，瓜蒌皮四钱，生草四分，原金斛四钱。

四诊：脉细，少力，气急。

处方：橘白一钱，瓜蒌皮五钱，冬瓜子五钱，都气丸（包）五钱，川断四钱，竹沥一两，甜杏仁四钱，生草七分，白石英四钱，生谷芽五钱。

五诊：脉细而比较有力，气息见平。

处方：橘红钱半，甜杏仁四钱，冬瓜子五钱，都气丸（包）七钱，天王补心丹二钱，竹沥一两，盐半夏三钱，生苡仁四钱，白石英四钱，川断四钱，炒谷芽五钱。

【惕寅注】其后伴友来诊，见其形肉甚丰，神色恢复；再诊其脉，亦不间歇矣。

【总述】

哮喘之病因，在于肺、脾、肾，在肺为实，在肾为虚，在脾则偏虚偏实。曹师在临床处理病情中，凡属实多虚少者，向以"万病惟求一通"为主导方针。认为喘病多属慢性病，为顽痰内伏，由于新感引动而发。上述曹、王、朱三案，均首先以宣肺化痰、畅达气机、疏通脾胃为主，三案除宣气化痰药外，皆以保和丸疏通脾胃之积滞，以利转运水谷精微之枢机，使升降有权，浊滞自化。又宋、姜、王、徐、李五案均属虚证，宋案以培益肺脾仍参以化痰调气之法，王案等证虽属虚，首以宣肺化痰为先，再以七味都气丸佐之而固肾纳气。曹师治喘规律，总以求气机通达为第一，治痰为先，固本为后。盖痰为喘之源，先除其害，使肺得行其清肃之令，而后补肾以培本，则金水相生，呼吸自调而喘乃平矣。

四一定喘粉及四一固卫定喘粉，是曹师以无数次的实践，反复研究自拟之验方。盖搜索潜伏经络窝囊之余孽，必须深入缓治，方能拔除根株也。

心痹

案1 陈某，男，40岁，仁济医院（住院号12562）。

初诊：动则头晕而痛，又时觉脑空，耳鸣目涩，眉梢跳动，胸次不畅，好太息，左膺隐痛且有痞闷之象，口干多梦，已有二月。舌白中黄，脉来歇止。由于心肝之火上扰，痰湿积蕴中宫所致。法当平肝泄热，化痰利湿。

处方：桑麻丸（包）四钱，杭菊二钱，白蒺藜四钱，瓜蒌皮四钱，白杏仁四钱，竹沥夏三钱，生紫贝齿一两，朱连翘心三钱，黑栀三钱，通草一钱，黛灯心五分，煨天麻一钱，保和丸（包）四钱。

二诊：头晕而痛，多恶梦，左膺闷痛，眉梢跳动。由于心肝阳越，痰湿夹火之证也。法当平肝泄火。

处方：白蒺藜四钱，杭菊二钱，钩勾（后下）三钱，煅石决明一两，灵磁石四钱，生紫贝齿一两，连翘心三钱，远志肉钱半，竹沥夏三钱，黑栀三钱，黛灯心五分。

三诊：头晕痛见减，惟舌白未化，口淡黏，眉梢跳动未已，胸闷纳少，便行干结，溲少。药后气火虽减，痰湿未化。当再宣中，佐以通降。

处方：枳壳钱半，郁金一钱，陈皮钱半，姜半夏三钱，六曲四钱，苡仁四钱，莱菔子四钱，保和丸（包）四钱，火麻仁泥七钱，白蔻仁（后下）八分。

四诊：大便得润。惟气机失宣，营络流行不畅致痰湿淹缠不化，故症状依然，仍从宣气通络、平肝泄热治之。

处方：白蔻仁（打，后下）八分，枳壳钱半，陈皮钱半，苡仁四钱，六曲四钱，焦谷芽五钱，远志肉钱半，丝瓜络（用红花三分泡汤炒）三钱，赤芍三钱，桑麻丸（包）四钱，竹茹（用延胡索一钱泡汤，炒）三钱，杭菊二钱，白蒺藜四钱，钩勾（后下）三钱。

五诊：左膺疼闷较松，眉梢仍跳，口燥咽干。由于心肝之火未潜，络中之痰未化，仍宗前意增减。

处方：炙橘白钱半，竹茹（用延胡索一钱泡汤，炒）三钱，钩勾（后下）三钱，白杏仁四钱，枳壳钱半，黛灯心五分，苡仁四钱，丝瓜络（用红花三分泡汤，炒）三钱，制首乌四钱，白芍四钱，炒谷芽五钱。

六诊：诸恙均见减轻，惟余口燥咽干、多梦。痰湿虽化，营络虽通，而心肝之火未平，阴虚显然。当从养阴涵木，泄热通络。

处方：黑元参四钱，制首乌四钱，白芍四钱，料豆衣四钱，桑麻丸（包）四钱，杭菊二钱，白蒺藜四钱，钩勾

（后下）三钱，煅石决明一两，黛灯心五分，丝瓜络（用红花三分泡汤，炒）三钱，竹茹（用延胡索一钱泡汤，炒）三钱，鲜金斛四钱，黑栀三钱。

七诊：诸恙更见好转，但口尚干、左膺之闷痛欠畅，再从养阴平肝法。

处方：大生地四钱，制首乌四钱，白芍四钱，料豆衣四钱，桑麻丸（包）四钱，杭菊二钱，鲜金斛四钱，鲜芦根一两，煅石决明一两，黑栀三钱，竹卷心钱半，丝瓜络（用红花三分泡汤，炒）三钱，连翘心（用延胡索一钱泡汤，炒）三钱。

八诊：症状皆渐消失，脑空亦进一步好转，惟积虚之体，当追踪培养之。

处方：制首乌一两，肥玉竹一两，炒枣仁三钱，远志肉钱半，白芍四钱，料豆衣四钱，川断四钱，桑寄生四钱。共研细末，每服一钱，日三服。用白蒺藜四钱，杭菊二钱，钩勾三钱煎汤调药末服。

【黄少堂按】患者为脑力劳动者，因工作关系，日间多说话，夜间多写作和思考。自1960年始觉精神疲倦，至1961年始现病情，经医师检查体格，发现"冠状动脉硬化"并"肾动脉扩大"。经曹师治疗，先理痰气，继通营络之剂，症状得到改善；再进滋养肝肾等剂共 50 余剂而愈，恢复工作。

案 2 贾某，男，55 岁，仁济医院（住院号 8370）。

初诊：双目昏花，入夜则干涩，动则心跳，胸闷烦躁，口干唇燥，多梦少寐，二便尚畅，脉弦。由于肝肾亏乏、虚阳夹痰火上冒所致，法当养阴泄热。

处方：明目地黄丸（分早晚 2 次吞）四钱，桑麻丸（包）四钱，淡芩钱半，黑栀三钱，连翘三钱，杭菊二钱，枳壳钱半，竹茹三钱，珍珠母一两，黛灯心五分，竹沥夏三钱，远志肉钱半。

二诊：心跳较缓，目仍昏涩，胸闷多梦。肝肾不足，气火有余。当再泄热养营。

处方：淡芩钱半，黑栀三钱，桑麻丸（包）四钱，杭菊二钱，枳壳钱半，竹茹三钱，陈皮钱半，竹沥夏三钱，珍珠母一两，磁朱丸（包）四钱，远志肉钱半，菟丝子四钱，六曲四钱，焦谷芽五钱。

三诊：目昏减而干涩依然，胸闷未舒，积弱之躯，阴阳乖和，升降失常，当相机调理之。

处方：明目地黄丸（分早晚 2 次吞）四钱，桑麻丸（包）四钱，白蒺藜四钱，杭菊二钱，枳壳钱半，郁金一钱，连翘心三钱，远志肉钱半，白芍三钱，水炙紫菀钱半，丝瓜络（用红花三分泡汤，炒）三钱。

四诊：阴不足、火有余之证，非一旦能潜，当守静则阴生之旨，冀其来复。

处方：大生地四钱，制首乌四钱，桑麻丸（包）四钱，杭菊二钱，枳壳钱半，郁金一钱，连翘心（西血珀二分同拌）三钱，远志肉钱半，白芍四钱，料豆衣四钱，丝瓜络（红花三分泡汤，炒）三钱。

五诊：肝肾积亏已久，只宜从缓治之。

处方：明目地黄丸四钱，天王补心丹四钱，每天轮服，分早晚 2 次吞。

六诊：症情好转，夜寐不酣，阴不抱阳也，仍从缓图。

处方：明目地黄丸（分早晚 2 次吞）四钱，朱砂安神丸（临卧时服）二钱。用鲜金斛三钱，朱灯心五分煎汤送丸。

七诊：投丸剂后，症情逐渐好转，惟不药则心跳、失寐、烦躁又作，可知肝肾之阴不充，阳气易于上浮，须长期培养，务使阴平阳秘，精神乃治。

处方：明目地黄丸（早服）二钱，天王补心丹（晚服）二钱。用大生地四钱，原金斛四钱煎汤送丸，嘱服三月。

【黄少堂按】患者为文化工作者，平日多思虑，自失寐后，虽经调治，但仍发展不已，经入院治疗，检查为"冠状动脉硬化"。经曹师运用育阴潜阳法而收功，并嘱其继续练气功及常服天王补心丹等，以补其不充之阴液。

案3 叶某，男，50岁，仁济医院（住院号10220）。

初诊：头晕口干黏，痰吐白韧，胸闷好太息，胃不思纳，食后每感心跳，二便尚通利，脉弦大而劲，舌光绛。此乃心肝之火上扰，津液被烁而成痰，气机失运所致，法当养阴。然必须先化其痰，佐以理气助运，使气化得复，再从养阴论治。

处方：竹沥夏三钱，珍珠母一两，白杏仁四钱，枳壳钱半，保和丸（包）四钱，炙鸡金（砂仁末八分同拌）四钱，橘白钱半，陈佛手一钱，川断四钱，桑寄生四钱，炒谷芽五钱，芦根一两。

二诊：口干黏，心跳胸闷，不思纳，腹胀，脉弦而大，舌光绛。胃津被痰火所烁，脾失运输之职。药后痰虽见滑而气机未畅，当以养津益胃、理气醒脾为法。

处方：鲜金斛四钱，鲜芦根（去节）一两，白杏仁四钱，瓜蒌皮四钱，黑元参四钱，炙橘白钱半，朱灯心五分，炒谷芽五钱，乌药钱半，保和丸（包）四钱，川断四钱，桑寄生四钱。

三诊：口干黏较好，舌绛见淡，思纳而不馨，脉弦。

胃津未充，痰气未化，再从养阴化痰法。

处方：鲜金斛四钱，鲜芦根一两，黑元参四钱，炙橘白钱半，连翘心三钱，远志肉钱半，白杏仁四钱，枳壳钱半，川断四钱，桑寄生四钱，炙鸡金（春砂仁末八分同拌）四钱，焦谷芽五钱。

四诊：舌上见苔而质尚红。胃气较醒，惟胸次不畅、大便艰行、小溲欠畅，可知胃津虽复未充、痰气留恋未净，再从养阴，佐以通络化痰。

处方：鲜石斛四钱，鲜芦根一两，瓜蒌皮四钱，白杏仁四钱，枳壳钱半，炙鸡金四钱，远志肉钱半，丝瓜络（红花三分泡汤，炒）三钱，川断四钱，桑寄生四钱。

五诊：舌红已退，惟尚觉干而少液，胃纳不香，夜寐少酣，便艰溲利。津液未充，脾运尚迟，当再从原意治之。

处方：原金斛四钱，炙橘白钱半，黑元参四钱，远志肉钱半，炙鸡金四钱，乌药钱半，朱灯心五分，炒谷芽五钱，川断四钱，桑寄生四钱，丝瓜络（红花三分泡汤，炒）三钱。

六诊：舌上见白苔而质红亦退，惟尖尚红、胸次不畅、得食饱胀、便少溲利。阴液虽复而中运未健，致络中留恋之痰气未净。当再调气疏中，使中运有权、气化得宜，则升降清浊可复。

处方：白蔻仁（打，后下）八分，枳壳钱半，白杏仁四钱，宋半夏三钱，乌药钱半，炙鸡金四钱，远志肉钱半，朱灯心五分，杜仲四钱，桑寄生四钱，丝瓜络（红花三分泡汤，炒）三钱。

七诊：胸次已畅，纳食亦香，惟心跳未已。久亏之体，治宜培养，但须缓图，加以珍摄为要。

处方：天王补心丹（分2次吞）四钱，六君子丸（分2次吞）四钱。天王补心丹服2天，六君子丸服1天，依法服三月。

【黄少堂按】患者为金融工作者，由西医检查为血压增高而成"冠状动脉硬化"，属早期。经曹师诊治，采用理气养阴醒脾及宣中化痰通络法而收功，以养阴培土善后，固其根本。

案4 史某，男，52岁，仁济医院（住院号92070）。

初诊：左膺隐痛，甚则连及肩背，自汗，发过后口干泛酸，胸闷，自觉稍遇感触易于紧张，脉弦大而紧。此由肝亢所致，气机失宣。法当缓以济急，佐以调气化痰。

处方：甘草粉（分5次开水调服）二钱，桑麻丸（包）四钱，杭菊二钱，钩勾（后下）三钱，枳壳钱半，陈皮钱半，宋半夏三钱，丝瓜络（用红花三分泡汤，炒）三钱，青葱管一尺，酒炒桑枝一两，白茅根（去心）一两，白杏仁四钱。

二诊：痛势较缓，惟口干泛酸依然。此乃肝阳未潜，痰火未泄，当再平肝泄热。

处方：桑麻丸（包）四钱，杭菊二钱，连翘心（用西血珀二分同拌）三钱，竹卷心钱半，煅石决明一两，黑栀三钱，白芍三钱，料豆衣四钱，夏枯草四钱，黛灯心五分，白杏仁四钱，瓜蒌皮四钱。

三诊：动则头晕，胸闷气急，脚酸。由肝亢未息，痰火留恋不清，当从劳则阳张之旨治之。

处方：白杏仁四钱，瓜蒌皮四钱，枳壳钱半，郁金一钱，竹沥夏三钱，连翘心（用西血珀二分同拌）三钱，白蒺藜四钱，杭菊二钱，川断四钱，桑寄生四钱，珍珠母一两，煨天麻八分。

四诊：诸恙依然，脉尚弦。总因水不涵木，心肝之阳上亢，津液被烁而成痰，还须平肝泄热。

处方：鲜金斛四钱，鲜芦根一两，白杏仁四钱，枳壳钱半，竹沥夏三钱，远志肉钱半，女贞子四钱，杭菊二钱，煅石决明一两，白灯心（用血珀二分同拌）五分。

五诊：膺痛、口干较减，便通，惟耳鸣未已，脉较和顺，当从原意。

处方：鲜金斛五钱，鲜芦根一两，白杏仁四钱，枳壳钱半，远志肉钱半，煅石决明一两，杭菊二钱，白芍（用甘草一钱同炙）三钱，白灯心（用西血珀二分同拌）五分，丝瓜络（用红花三分泡汤，炒）三钱。

六诊：口干解而转淡，胃不思纳，头部胀痛。肝阳未平，痰湿留恋不化。当再化痰，佐以平肝。

处方：新会皮钱半，宋半夏三钱，白杏仁四钱，枳壳钱半，六曲四钱，炒谷芽五钱，川断四钱，金毛脊四钱，煅石决明一两，白蒺藜四钱。

七诊：头晕耳痛，目视无力，少寐，腰脚无力，胸次不畅，好太息，二便少。气节变化之际，阳不下潜，阴不上承，痰气中阻。治当调燮阴阳，宣化痰气。

处方：连翘心（用西血珀二分同拌）三钱，远志肉钱半，合欢皮四钱，朱灯心五分，白杏仁四钱，枳壳钱半，川断四钱，桑寄生四钱，六曲四钱，炒谷芽五钱，煅瓦楞粉（包）一两，宋半夏三钱。

八诊：右肩左腿作酸，左膺隐隐作痛。本体肝旺阴亏，痰湿滞络。经从养阴平肝、调中化痰以来，诸恙见平。惟气节交变之际，络中之积痰又现，气血失于流通，当从调中通络兼之润燥以善其后。

处方：白蔻仁（打，后下）八分，枳壳钱半，伸筋草四钱，竹沥夏三钱，川断四钱桑，枝一两，合欢皮五钱，夜交藤五钱，瓜蒌仁泥五钱，大麻仁泥五钱。

另服人参再造丸三粒，每天半粒，开水化服。

【黄少堂按】患者为工业技师，偶因用力过度，发现胸中剧痛，经入院检查为冠状动脉硬化、心绞痛，在治疗中常常反复。经曹师治疗，运用通络化痰、理气泄热等法而收功；并嘱其静养一个时期，以使营络流通无阻则安。

案 5 杨某，男，51 岁，仁济医院（住院号 13344）。

初诊：胸闷心跳，左膺绞痛，面赤目花，头晕而热，足冷，脉弦大。由于心肝气火升多降少所致，法当育阴以潜阳、通络以止痛。

处方：鲜金斛五钱，杭菊二钱，煅石决明五钱，黑栀三钱，连翘心三钱，竹卷心钱半，丝瓜络（用红花三分泡汤，炒）三钱，竹茹（用延胡索一钱泡汤，炒）三钱，杜仲钱半，怀牛膝钱半，枳壳钱半，郁金一钱，决明子四钱，夏枯草四钱。

二诊：症情如前，再当导之下行。

处方：大生地四钱，白芍三钱，鲜金斛五钱，煅石决明一两，炙鳖甲五钱，煅牡蛎一两，连翘心三钱，竹卷心三钱，丝瓜络（用红花三分泡汤，炒）三钱，桑枝一两，杜仲钱半，怀牛膝钱半。

三诊：目花，头脑发热而昏，口干黏，好太息，近数日来纳谷无味，不知饥。完全是肝亢痰气不利之象，仍宜清理。

处方：珍珠母五钱，竹沥夏三钱，煨天麻八分，白杏仁四钱，枳壳钱半，郁金一钱，六曲四钱，陈皮钱半，炒谷芽五钱，桑枝一两，川断四钱，白蒺藜四钱。

四诊：症状犹存，而又加嗜卧肉瞤。可知痰热熏蒸，清阳被蒙，肝逆中宫。治当益阴平肝，化痰理中。

处方：盐半夏三钱，煨天麻八分，生枣仁钱半，远志肉钱半，陈皮钱半，枳壳钱半，煅石决明一两，杭菊二钱，白杏仁四钱，白灯心五分，六曲四钱，焦谷芽五钱。

五诊：嗜卧肉瞤已瘥，目花头胀，中脘如堵，太息则舒，便得通，溲亦利。此乃痰浊化而未彻，肝亢余波未息，还须调中抑木以治。

处方：白蔻仁杵（后下）八分，枳壳钱半，白杏仁四钱，焦苡仁四钱，陈皮钱半，炒谷芽五钱，盐半夏三钱，煨天麻八分，白蒺藜四钱，杭菊二钱，白灯心五分，钩勾（后下）三钱。

六诊：胸次已畅，纳食少味，头胀目花未已。痰浊虽化而脾土未健，肝木未潜，再当调理之。

处方：盐半夏三钱，煨天麻八分，白蒺藜四钱，杭菊二钱，白杏仁四钱，枳壳钱半，炙鸡金三钱，陈皮钱半，六曲四钱，焦谷芽五钱，煅石决明五钱，川石斛四钱。

【黄少堂按】患者初时发现少寐、神倦、头晕等症，虽经医治而失休养。兹因胸痛如绞，入院检查为冠状动脉硬化症，经西医注射盐水葡萄糖和镇静剂等配合中药治疗。曹师运用泄火养阴、平肝理气、助运化痰等剂，获得中西医药相辅治疗之效。

冠状动脉硬化症是现代医学的名称，在目前来说也是一种常见的疾病，而且是慢性病种之一，在中医学上则无此病名。然揆其症状表现，可致血管壅滞，血液流行不畅，影响心脏之营养，所以表现出心区闷紧和痛的形象，相当于中医的心痹证。如《素问·痹论》中云："心痹者，脉不通，烦则心下鼓，暴上气而喘，嗌干善噫，厥气上则恐。"盖胸中为阳气所居，心阳既痹而不舒，非但肺气失于畅达，即肝木亦失其制约，因而木火厥逆，火烁阴液，蒸为痰热，痰滞于络则不仁而痛。上列五案，皆运用宣阳、理气、豁痰、通络之法，随证施治，故均取得相当疗效。

黄疸

案1 吴某，女，29岁，仁济医院（住院号61188）。

初诊：面目肌肤一身尽黄，色滞而垢，已有月余。头胀胸闷，左胁掣痛，大便溏稀，溲短色赤，夜来烦躁，脉弦而数，舌白黄腻。证属痰湿积蕴，脾运失职，肝失条达，郁而化热，湿与热并，熏蒸而致胆汁外溢。法当理气化湿，解郁泄热。

处方：越鞠丸（包）四钱，姜半夏三钱，生紫菀钱半，枳壳钱半，郁金一钱，西茵陈四钱，范志曲四钱，焦苡仁五钱，青皮钱半，大腹皮三钱，车前子四钱，陈佩兰三钱，白蒺藜四钱，通草一钱。

二诊：面黄见淡，目和肌肤依然。喜太息，大便紫，溲短赤，舌白化而仍垢。积蕴之邪虽见稍化，但尚滞留于中，当再宗前法加味。

处方：越鞠丸（包）四钱，赤芍三钱，陈佩兰三钱，姜半夏三钱，枳壳钱半，白蒺藜四钱，青皮钱半，楂炭三钱，莱菔子四钱，西茵陈四钱，川柏炭钱半，车前子四钱，白茅根（去心）一两。

三诊：肌肤黄色已去其七八，大便转黄惟粪尚黏，溲见长、色仍黄。积蕴之邪，虽从下泄，而络隧之滞未澈，再从原议进退。

处方：西茵陈四钱，粉草薢四钱，六曲四钱，宋半夏三钱，陈皮钱半，生苡仁四钱，车前子四钱，白茅根（去心）一两，蒲公英四钱，路路通三钱。

四诊：目黄减退，肌肤微黄。胁痛隐隐，便色又见紫酱而黏，溲赤，夜寐不安。积蕴之邪将从外泄之象，当再乘势而导之。

处方：西茵陈四钱，川柏钱半，黑栀三钱，粉草薢四钱，白蔻仁八分，枳壳钱半，新会皮一钱，姜半夏三钱，蒲公英四钱，白茅根（去心）一两，车前子四钱，通草一钱，莱菔子四钱，保和丸（包）四钱。

五诊：黄色均退，溲便亦渐正常。惟胃纳不香，夜寐不酣。积伏之邪已澈，但余炎尚存，致肝脾未和。当再分清，佐以和中。

处方：西茵陈四钱，川柏钱半，远志肉钱半，朱灯心五分，川断四钱，桑寄生四钱，新会皮钱半，焦苡仁四钱，车前子四钱，白茅根（去心）一两，炒谷芽五钱。

六诊：胃纳不香，心虚，寐不沉着，一身无力，邪去体乏，当调养之。

处方：煅石决明一两，新会皮钱半，炒枣仁钱半，抱木神四钱，乌药钱半，炙鸡金四钱，川断四钱，桑寄生四钱，炒谷芽五钱，车前子四钱，通草一钱。

案 2 王某，男，30岁，住老西门翁家弄。

初诊：目黄，面浮，肢肿，肤胀，色萎黄，右胁掣痛，怯寒鼓栗，便通色淡，溲赤而少，一身无力，脉软弦，舌白。脾失运化，致水谷之湿内困，肝失条达，营络之行被阻；且素常劳力过度，中阳受损，表卫不固，风邪乘虚而袭所致也。症情复杂，法当循序治之，先宗《内经》开鬼门、洁净府。

处方：苏叶二钱，生紫菀钱半，白杏仁四钱，西茵陈二钱，新会皮钱半，焦苡仁四钱，青皮钱半，冬瓜皮七钱，车前子四钱，炒谷芽五钱，保和丸（包）四钱。

二诊：浮肿见减，目黄未退，腰酸背痛，一身无力。由劳乏过度，体弱邪恋。当再扶中和络、化湿理气为法，但须摄养，防反复变端。

处方：川断四钱，桑寄生四钱，金毛脊四钱，粉草薢四钱，西茵陈四钱，生苡仁四钱，车前子四钱，冬瓜皮七钱，炙橘白钱半，炒谷芽五钱。

三诊：面目黄、浮肿、萎软乏力均见改善，脉细弱。体质亏乏，病邪留恋，当再标本兼顾。宜小心饮食，持重奔走，处处加意。

处方：制首乌四钱，肥玉竹四钱，川断四钱，桑寄生四钱，西茵陈四钱，生苡仁四钱，冬瓜皮五钱，车前子四钱，炙橘白钱半，炒谷芽五钱。

四诊：目黄胁痛，尚未尽退，寐不沉着。由于营血不足，脾运不健，当再调理。

处方：全当归三钱，赤芍三钱，川断四钱，桑寄生四钱，远志肉钱半，磁朱丸（包）四钱，西茵陈四钱，粉萆薢四钱，白杏仁四钱，宋半夏三钱，冬瓜皮七钱，苡仁四钱。

五诊：症情消失，体力未复，当培养之。

处方：制玉竹四钱，黄精四钱，全当归三钱，赤芍（川桂枝二分同炒）三钱，杜仲钱半，桑寄生四钱，陈皮钱半，苡仁四钱，六曲四钱，炒谷芽五钱，川断四钱，金毛脊四钱。

案 3 金某，男，60 岁，住新闸路 1492 弄 63 号。

初诊：病九日，寒战壮热，间日而作，寒轻热重，得汗乃解。舌白口淡，面目尽黄，便闭五日，溲赤如血。痰湿固结，邪伏不达。急宜芳香宣化以开中宫，理气导滞以下宿垢。

处方：带叶苏梗三钱，前胡三钱，鲜佩兰三钱，姜川朴一钱，枳壳钱半，姜半夏三钱，青皮钱半，楂炭三钱，槟榔尖二钱，莱菔子泥五钱，鸡苏散五钱，泽泻三钱，西茵陈四钱，白茅根（去心）一两。

二诊：病十一日，寒热往来，目黄舌白口淡，便闭溲赤。再拟从少阳和解，佐以化痰祛湿。

处方：柴胡七分，酒炒赤芍三钱，枳壳钱半，制川朴一钱，半贝丸（包）四钱，焦苡仁五钱，白杏仁五钱，陈皮钱半，莱菔子四钱，鸡苏散四钱，鲜佛手钱半，鲜荷梗一尺，白蒺藜四钱，西茵陈四钱。

三诊：病十三日，目黄渐退，尚有往来寒热，依然寒少热多。舌白口淡，胸闷作恶，便行紫酱，溲赤如血，一身乏力。表分将解，里滞犹存，治循前意出入。

处方：柴胡五分，枳壳钱半，赤芍三钱，姜川朴一钱，姜半夏三钱，象贝四钱，白蔻仁八分，焦苡仁五钱，六曲四钱，西茵陈四钱，川柏皮二钱，黑山栀三钱，鲜佛手钱半，飞滑石（生草梢七分同包）五钱。

四诊：病十五日，舌白苔黄腻，口淡，胸闷作恶，便又不行，溲仍赤。

处方：苏梗三钱，枳壳钱半，白蔻仁八分，姜半夏三钱，姜川朴一钱，焦苡仁五钱，西茵陈四钱，川柏炭二钱，黑栀三钱，车前子五钱，风化硝（冲）一钱，鲜佛手钱半，象贝四钱。

五诊：寒热已净，面目黄退。惟因食物过咸，晨起面浮，入暮腿肿，治从脾肾。

处方：陈皮钱半，苡仁五钱，白术皮钱半，茯苓皮五钱，冬瓜皮五钱，宋半夏三钱，六曲四钱，炙鸡金四钱，川断四钱，怀牛膝钱半，桑寄生五钱，炒谷芽五钱，车前子六钱。

六诊：头晕而胀，目花口淡。病久体虚，面浮足肿。须培脾以和运，平肝以潜阳。

处方：六曲四钱，宋半夏三钱，白术皮钱半，冬瓜皮五钱，珍珠母一两，白蒺藜四钱，川断四钱，桑寄生五钱，车前子四钱，赤芍三钱，资生丸（包）四钱，炒谷芽五钱。

【惕寅注】黄疸一证，目黄、身黄、溺黄之谓也。该病由湿得之，但有虚实和脏腑之别。实证之作，是湿从火化，积热在里，胆热液泄与胃之浊气相并，致上不得越，下不得泄，熏蒸内郁，侵于肺则身目俱黄，热入膀胱则溺为之变赤，治在胃；虚黄之作，脾阳被水谷之湿所困，胆液为湿所阻，渍于脾，浸淫肌肉，溢于皮肤，治在脾。盖脾喜燥而恶湿，胃喜润而恶燥，脾胃被湿邪蕴积，肝胆失于畅行，则郁而化热。考《金匮》言黄疸，初时由于感风寒湿之邪，然后则变热，有黄疸、谷疸、酒疸、女劳疸、黄汗之别。但在治法未尝专于治风、治寒、治湿，惟以清热、开郁、通导为主。上列三案虚实不同，吴、金二案为实证，虽以茵陈蒿及栀子、柏皮等为中心，然不用大黄之攻，而以疏气、疏肝、渗湿为主。王案为虚证，首先用宣肺解表治其标，继则和脾、益肾、疏肝治其本。《经》云"谨守病机，令其调达而致和平"，经训昭然，示吾人在临床上必须从虚实辨证来加以处理，才能得到确切的疗效。

淋病

案 1 刘某，男，64 岁，邮电医院。

初诊：脉弦而兼歇止，头胀，口干引饮，善饥，溲色如乳，有时夹有小乳块及精条，溺管刺痛，两腰作酸，便艰难下。病经八年，体弱阴虚，湿热内滞。法当养阴，佐以泄热。

处方：鲜生地一两，大生地五钱，炒川柏钱半，炒知母钱半，粉萆薢四钱，滑石四钱，淡竹叶钱半，生草梢七分，黑栀三钱，瓜蒌仁泥五钱，火麻仁泥五钱，川楝子三钱，通草一钱，白茅根（去心）一两。

二诊：舌黄口干，饮不解渴，溲色乳样，乳块较少，上午较轻，下午依然，溺管仍痛，尾闾顺腰脊至背作酸。积亏之躯，仍当培养，参以泄热。

处方：鲜金斛五钱，大生地五钱，炒川柏钱半，炒知母钱半，滑石四钱，生草梢七分，车前子四钱，通草一钱，白茅根一两，侧柏炭钱半，小蓟炭钱半，天花粉四钱，怀山药四钱，金毛脊四钱，粉萆薢四钱。

三诊：舌黄，口干引饮，溲色已清，红块消失，惟溺管痛减而支急，尾闾之酸从背缩至腰脊。下元亏损已久，仍宜培养。

处方：知柏地黄丸（分早晚2次吞）四钱，白芍四钱，料豆衣四钱，鲜金斛五钱，天花粉四钱，小蓟炭钱半，侧柏炭钱半，白茅根一两，金毛脊四钱，炒杜仲钱半，怀山药五钱，车前子四钱，川楝子三钱，滑石四钱，枸橘二钱，粉萆薢四钱。

四诊：口干引饮，大便艰行，食后溲色仍白。此脏气下夺，中运无权，津伤热恋，仍宜养阴泄热。

处方：鲜金斛五钱，鲜生地一两，黑元参三钱，大麦冬二钱，玉泉散（包）四钱，炒知母三钱，血余炭四钱，白茅根一两，炒杜仲钱半，金毛脊五钱，火麻仁泥一两，瓜蒌仁泥一两，川断四钱，桑寄生五钱。

五诊：肺脾肾三脏之气未复，以致小溲夜多，溲色时清时混，脉软弦，当再养阴为法。

处方：琼玉膏（分2次冲）一两，鲜生地一两，甜冬术三钱，怀山药四钱，天花粉四钱，蚕茧七只，血余炭四钱，侧柏炭三钱，川断三钱，六曲四钱，金毛脊四钱，焦谷芽五钱，菟丝子四钱，七味都气丸（分早晚2次吞）四钱。

六诊：症象大减，惟二火煎熬日久，三阴耗损，非一时能复，致头晕、口干、足软，皆水火未济之象。还须培养使水火相济，俾可正复。

处方：潞党参五钱，大麦冬五钱，上川连五钱，栝楼根五钱，大熟地五钱，大生地五钱，乌梅肉五枚，冬瓜子五钱，蜜炙升麻七分。

上药共研细末，每服一钱，日三服，开水调下。

【黄少堂按】患者为邮递员，现已退休。病历8年，经过治疗，善饮、善饥、便结未能改善。据西医诊断：①糖尿病；②乳糜尿。经曹师治疗，善饥消失，善渴大减，便结解除，精神振发，溲色基本消失。惟午睡后或午饭后溲色尚有白色，但不是浓似乳。嘱其继续再服几料末药，以作巩固之计。

案2 白某，女，21岁，邮电医院。

初诊：溲色如乳汁，两年前经治疗而愈，今复发已有2个月。脉软弦，口淡黏，溲时溺道不畅，夹有黏液。脾肾不足，脏气下陷，当从养阴化湿为法。

处方：大生地五钱，炙龟甲五钱，炒川柏钱半，炒知母钱半，粉萆薢四钱，车前子四钱，淡竹叶三钱，生草梢一钱，炙橘白钱半，六曲四钱，炒谷芽五钱。

二诊：溲色如前，惟溺道较畅，黏液已止。此乃脾肾两亏、疲劳过度所致，仍从原意增减。

处方：大生地五钱，龟腹甲五钱，炒川柏钱半，炒知母钱半，小蓟炭钱半，侧柏炭钱半，车前子四钱，滑石四钱，焦苡仁四钱，冬瓜皮五钱，川断三钱，桑寄生五钱，血余炭四钱，白茅根一两。

三诊：近七日溲色已清，今晨又见混浊。此脏气下夺所致，当由渐调养之。

处方：大生地五钱，龟腹甲五钱，炒川柏钱半，粉萆薢四钱，菟丝子四钱，沙苑子四钱，血余炭四钱，侧柏炭三钱，白茅根（去心）一两，冬瓜皮五钱，川断四钱，桑寄生五钱。

四诊：溲色已清，惟食后尚见混浊，腰酸。此脾肾交病，法当培正助运。

处方：甜冬术三钱，大熟地三钱，大生地三钱，龟腹甲五钱，粉萆薢四钱，菟丝子四钱，炒川柏钱半，川断三钱，金毛脊四钱，白茅根（去心）一两，新会皮钱半，血余炭四钱，六曲四钱。

【黄少堂按】患者为冲床工人，年已21岁，但经水在一个月前尚是第一次，脾肾之机约失调可知。嘱其善自珍摄，免致反复；并以调和脾肾之剂，研成末药，服一时期，冀其巩固。

案3 倪某，女，29岁，公费疗养院。

初诊：溲色乳白且有沉淀，止止作作已有年余。腹胀胯酸兼觉下坠，劳则尤甚。头晕乏力，低热，脉软弦。此乃脏气下陷，夹有湿热，法当调理之。

处方：粉萆薢四钱，炒川柏钱半，炒知母钱半，新会皮钱半，生苡仁四钱，宋半夏三钱，怀山药五钱，芡实五钱，六曲四钱，炒谷芽五钱，车前子四钱，通草一钱，台乌药钱半，川楝子（小茴香五分同炒）三钱。

二诊：乳尿年余，腹胯酸滞连及腰脊，劳则尤甚，脉软弦。体虚湿恋，当标本两治之。

处方：大生地四钱，龟腹甲四钱，炒川柏钱半，炒知母钱半，乌药片钱半，车前子四钱，川楝子（小茴香五分同拌）三钱，粉萆薢四钱，怀山药五钱，芡实五钱，六曲四钱，炒谷芽五钱，川断四钱，桑寄生五钱。

三诊：溲色如前，少寐，腿重而软。脾肾两亏，清气下陷，法当调理。

处方：大生地五钱，龟腹甲五钱，炒知母钱半，炒川柏钱半，甜冬术三钱，怀山药四钱，芡实四钱，白扁豆四钱，乌药片钱半，川楝子（小茴香五分同炒）三钱，六曲四钱，炒谷芽五钱，杜仲三钱，川断四钱，朱灯心五分。

四诊：溲色见清，尚有沉淀，多食腹胀，晨起面浮。当从原意中佐以升脾助运。

处方：大生地五钱，龟腹甲五钱，粉萆薢四钱，车前子（川楝子三钱同包）四钱，怀山药四钱，芡实四钱，广木香一钱，乌药片钱半，杜仲三钱，金毛脊四钱，六曲（小茴香五分同包）四钱，炒谷芽五钱，白扁豆四钱，朱灯心五分。

五诊：溲色已清，沉淀亦失，惟劳动之后又见混浊。午后腹胀，久病积虚，法宜调养。

处方：大生地五钱，龟腹甲五钱，粉萆薢四钱，炒川柏钱半，枸橘二钱，车前子（川楝子三钱同包）四钱，乌药片钱半，九香虫七分，炒杜仲三钱，金毛脊四钱，六曲四钱，炒谷芽五钱，甜冬术四钱，芡实四钱。

【黄少堂按】患者为护理同志，患胃下垂，曾习气功治疗。发觉溲色如乳，时有时无，近3个月来越发越频。经曹师治疗，溲色已清，惟腹中气聚作胀未愈。

案4 于某，男，32岁。

初诊：溲色如乳汁，发于十八岁之时，近四年来，轻轻重重。少腹胀滞，腰脊作酸，两腿乏力，精神疲倦，口干淡有时作恶，脉弦。自觉食肥黏之物则溲混，食蔬淡之物则溲清。脾肾两亏，脏气下陷，湿热逗留。法当培补脾肾，佐以泄热。

处方：大生地五钱，龟腹甲五钱，炒川柏钱半，炒知母钱半，粉萆薢四钱，车前子四钱，炒杜仲钱半，金毛脊四钱，怀山药四钱，芡实四钱，六曲四钱，炒谷芽五钱，乌药片钱半，川楝子三钱。

二诊：药后渐见好转，惟昨日奔走过多，溲后又见乳糜。此乃脾肾亏乏，收摄无权，冀珍摄为要。

处方：大生地五钱，龟腹甲五钱，炒川柏钱半，炒知母钱半，漂白术三钱，焦山药四钱，芡实四钱，白扁豆四钱，粉草薢四钱，枸橘二钱，乌药片钱半，川楝子（小茴香五分同包）三钱，炒枣仁三钱，吉林人参须（另煎，冲）一钱。

三诊：溲色时清时混，总由脾肾积亏已久，不耐劳乏，以致固摄失守。仍宜培补，还冀珍摄为要。

处方：大熟地四钱，制首乌四钱，漂白术三钱，白扁豆四钱，芡实四钱，山萸肉钱半，川楝子（酒炒）三钱，粉草薢四钱，制香附钱半，乌药片钱半，川断四钱，金毛脊四钱，通草一钱，生草梢七分。

四诊：自诉乳尿已清两旬余，惟亏损日久，当宜培养以弥其虚。

处方：大熟地四钱，制首乌四钱，龟腹甲四钱，大白芍钱半，制於术三钱，怀山药四钱，炒川柏钱半，粉草薢四钱，菟丝子四钱，芡实四钱，乌药钱半，枸橘二钱，川楝子（小茴香五分同拌）三钱，桑寄生五钱。

五诊：多坐则腹胀连及腰胯，兼入睾丸部，语言气短。此乃脾虚不能散精上归于肺，肾亏不能涵木。当再培元以升清，理气以降浊。

处方：潞党参三钱，甜冬术三钱，大生地五钱，龟腹甲五钱，粉萆薢四钱，川柏炭钱半，石莲肉四钱，菟丝子四钱，川断三钱，金毛脊四钱，六曲四钱，姜半夏三钱，炒谷芽五钱，广木香一钱。

六诊：症情好转，惟食荤溲中发现荤味、食糖发现糖味，此乃肾消与膏淋合并之证也。当再进培土益阴法。

处方：上川连五分，大熟地三钱，大生地三钱，栝楼根五钱，麦门冬三钱，甜冬术三钱，怀山药四钱，龟腹甲五钱，黄蚕茧五只，川断三钱，金毛脊四钱，粉萆薢四钱，炒川柏钱半，枸橘二钱，川楝子（小茴香五分同包）三钱。

七诊：乳尿由脾肾亏乏，脏气下陷，是毫无疑义之症。培土益肾是治疗大法。

处方：大熟地三钱，大生地三钱，龟腹甲五钱，炒川柏钱半，粉萆薢四钱，甜冬术三钱，怀山药四钱，栝楼根四钱，冬瓜子五钱，川断三钱，金毛脊四钱，酸枣仁（上川连二分同炒）三钱，乌梅一枚，六曲四钱，炒谷芽五钱。

【**黄少堂按**】患者为军人，因受震荡而致睾丸部肿胀，当时尿有乳白色，待一星期后转好。至1954年，因急奔紧走之后又现乳色，经治疗而愈。1958年开始，感觉腰酸形瘦，尿白色断断续续。1960年，轻轻重重连续不止，曾经作膏淋治疗亦未见效，服补气之剂而感觉腹胀。经曹师治疗，乳色已止，惟劳动之后辄易复发。但腰酸大减，体力增加，精神较好，饮食加强，平时溲色混而带黄。嘱其继续服上方以求复元。

【总述】

上四案，西医诊断均为乳糜尿。经曹师反复思考，研究病因及病证，在文献上虽有膏淋和肾消的病名，但其具体症状，究系似是而非。他认为脾土不健，影响各脏，致诸脏之气失调而造成脏气下陷，湿热滞留，拟名为脏夺。脾肾肝三者有相互关系，土能生精，水能涵木，木能升清。若脾气下陷，水谷之湿不化而滞，致郁为湿热，下陷入肾，与相火相搏，则大烁精液，阴分受损，气血不能宣通；肝失水济则暴，精液随迫下流入膀胱，故有溺白似乳、或有精条、或有血块。兼之溺管刺痛，或阻梗不畅、小腹坠注等症象出现，甚则食甜有甜味，食荤有荤味，从溺中宣发；在形色则显精神疲乏，甚至体容日削。核之膏淋，虽似是而实非。因膏淋甚则面黑耳焦，轻则溺如油脂，但溺管无梗阻及刺痛之象。肾消则渴欲饮水，随即溺下，小便多而浊有沉淀，然无乳白色，并且无小腹胀痛、溺管刺痛等。《素问·玉机真藏论》曰："脾传之肾，病名曰疝瘕。少腹冤热而痛，出白，一名曰蛊。"《灵枢·口问》曰："中气不足，溲便为之变。"可以说明此病之关键所在。

胃为阳土而资生，脾为阴土而运化。饮食失节，劳乏无制，致阳气衰微，谷气不盛，枢机失约。胃热甚则脾阴虚，脾虚则不能培木。木失水土之滋润则失疏泄之性，郁曲而不升则大动，大动必求其母，母失哺乳则封藏失节，使精血下溢。故《灵枢·五癃津液别》曰："阴阳不和，则使液溢而下流于阴，髓液皆减而下，下过度则虚。"

阴虚则火盛，非火之真盛，实由水之不足。张景岳云："盖火性本热，使火中无水，其热必极，热极则亡阴，而万物焦枯矣。"故治之法不必去火，惟有补水以配火，则火自歇。但中夹湿热，须佐利湿清热，兼以理气疏肝，则病自可安矣。

石淋

案5　王某，男，32岁，住开封路258弄6号。

初诊：体倦肢软，面色萎黄，舌腻口淡。中脘痛连右胁，腰酸在左为甚，腹满痛、日必发，小溲混浊、杂有沙粒。湿热蕴结、气滞不行，宜清理为法。

处方：六神曲四钱，宋半夏三钱，小青皮一钱，广木香一钱，粉萆薢四钱，车前子（炒，包）四钱，川通草一钱，白茅根（去心）一两，生苡仁五钱，陈佛手一钱。

二诊：脘胁引痛，腰酸如旧，治宗原法。

处方：新会皮一钱，宋半夏三钱，焦苡仁四钱，六曲四钱，粉萆薢四钱，车前子四钱，杜仲三钱，金毛脊三钱，陈佛手一钱，炒谷芽五钱，丝瓜络（制乳没各一钱五分同炒）三钱，淡木瓜钱半。

三诊：晨起苔白，口腻，右膺肋部、左腰作痛，下肢筋络觉胀。拟前法损益。

处方：六曲四钱，宋半夏三钱，苡仁五钱，冬瓜皮七钱，丝瓜络（制乳没各一钱五分同炒）三钱，乌药钱半，杜仲三钱，金毛脊三钱，西茵陈钱半，白杏仁四钱，泽泻三钱，炒谷芽五钱。

四诊：连投清利之剂，症无进退。虑其伤阴而正不胜邪，今用大补阴丸合石韦饮二方意，滋肾清热，以观动静。

处方：大生地二两，炙龟甲二两，黄柏一两三钱，知母一两。

用牛膝汁五钱，白茅根去心打汁二两为丸，每服一钱五分，日服 2 次，食前服。用飞滑石四钱，石韦（炒）一钱，西茵陈钱半，同包煎汤送丸。

五诊：服前方 6 剂，脘肋腹部已不作痛，仅腰痛不瘥，小溲两日来亦未杂有沙石，当守原方。

处方：石韦（炒）钱半，飞滑石（包）四钱，西茵陈钱半，生苡仁四钱，煎汤送上丸（即前方之丸）。

六诊：腰痛日一两次，已不持续发作。丸方照旧，汤剂略为增损。

处方：石韦（炒）钱半，土贝四钱，飞滑石（包）四钱，马勃八分，白茅根（去心）一两，蒲公英四钱，煎汤送丸。

七诊：腰痛渐渐消失，但不舒适，尚有难言之感，按之便快。证属虚象，治参补益。

处方：土贝（杵）四钱，马勃八分，熟地四钱，元参四钱，蒲公英五钱，白茅根（去心）一两，沙苑子四钱。

八诊：右腰阵痛复作，得按较舒，仍宗前法。

处方：大补阴丸（空腹分 2 次吞）三钱。用白茅根（去心）一两，蒲公英五钱，马勃八分，土贝（杵）四钱，黑山栀三钱，粉萆薢四钱，条芩钱半，石韦（炒）钱半，煎汤送丸。

九诊：腰肋作痛无定时，依然缠绵不已，体不安和，仍有难言之感。小溲仍混浊不清，沙石有余积之象，再拟化石丸主之。

处方：穿山甲（炙）一钱，火硝一钱，飞青黛一钱，西血珀五分。研末，用石韦五钱，蒲公英五钱煎汁泛丸。另用白茅根一两，蒲公英五钱煎汤送丸。

服法：第一阶段，每 3 小时服一分，共 8 次；第二阶段，每 3.5 小时服一分，共 8 次；第三阶段，每 4 小时服一分，共 8 次；第四阶段，每 4.5 小时服一分，共 8 次。

十诊：服化石丸后，腹痛又作。未可急切图功，应停丸药，仍服汤剂。

处方：陈皮钱半，苡仁四钱，粉萆薢四钱，六一散（包）四钱，茯苓四钱，白扁豆（炒）四钱，桑寄生四钱，川断四钱，大补阴丸（吞）三钱，川楝子（炒）三钱，枸橘二钱，煎服。

外用方：生葱头连须一把，生盐一大把，同捣如泥，敷肚脐上。

十一诊：右少腹微微隐痛，小溲色黄。调气则隐痛自除，渗利则溲黄自清，治当兼顾。

处方：大补阴丸（吞）四钱，元参四钱，乌药钱半，炒川楝三钱，飞滑石四钱，车前子四钱，黑山栀三钱，白茅根（去心）一两，橘核二钱，灯心五分。

十二诊：腰部尚感微微隐痛，余波未平，宗原法。

处方：醋炙鳖甲（研末）五分，用大补阴丸四钱煎汤送服，食前服。

十三诊：寸关脉大，尺脉小，此乃肾家亏。胯间每有霎时轻度隐痛，再当缓缓图治。

处方：大补阴丸（吞）三钱，黑元参五钱，川断四钱，桑寄生五钱，茯苓四钱，白扁豆四钱，枸橘二钱，炒川楝三钱，粉萆薢四钱，白茅根一两，西茵陈钱半。

十四诊：痛仍缠绵不已，腰痛渐向左少腹胯间移动，似有下行之势，再当因势利导。

处方：川楝子（炒）三钱，车前子（炒）三钱，粉萆薢四钱，飞滑石四钱，川牛膝钱半，生苡仁五钱，珍珠米根叶五钱，枸橘二钱。

另丸方：广木香四钱，六曲二两，陈皮四钱，苡仁炒四两。上药为末，用焦饭浆汤泛为丸如梧子大，每服一钱，每日早晚各1次。

十五诊：症无变化，再拟丸方主之。

处方：金钱草一两五钱，土贝五分，粉萆薢六分，广木香五分，甘草梢一钱。各研细末和匀，用白蜜二两为丸，如绿豆大，每服五分，日服3次，食前服。用白茅根一两，枳壳钱半煎汤送下。

十六诊：服金钱草丸药后，小便时黄时淡，左腰痛势似平，已不复如前之甚。丸方既效，应续服，再予清热存阴佐之。

处方：蒲公英四钱，白茅根一两，橘络二钱，丝瓜络三钱，元参五钱，白芍钱半，炙甘草一钱半，制首乌四钱。

十七诊：小溲积久尚有沉淀，腰背甚形酸软，是体虚力乏，再当培补肝肾。

处方：大熟地四钱，制首乌四钱，白芍一钱五分，炙甘草一钱，杜仲（盐水炒）三钱，金毛脊四钱，粉萆薢四钱，蒲公英四钱，白茅根一两，土贝四钱，橘络二钱，陈皮钱半，丝瓜络三钱，生苡仁四钱。

十八诊：病已接近痊愈，近几天忽见心下作痛，喜食热物。胃不消化，因滞作痛也。

处方：枳壳钱半，制香附二钱，陈佛手一钱，砂仁末（后下）八分，青皮（醋炒）钱半，炙鸡金四钱，粉萆薢四钱，车前子四钱。

附注：旬日以后，改服决明子四钱，望江南五钱，枳壳三钱，金钱草四钱，平时煎汤代茶。服至一月后，原方去决明子，仍照前法煮服。据述，初服小溲色黄杂有沙石，不久溺色澄清，身体恢复正常。

【惕寅注】本病初起，西医诊断为肾结石兼患肠粘连。考中医古籍无此病名，根据中医辨证研讨，本病当属石淋。其主症为小溲黄浊，杂有沙石，附注于此，待进一步研究。

【文献馆编者注】此案经过18诊次，其中数诊多宗前法，似可从略，其他各案类此亦多，如何处理？尚待研究。

单腹胀

案1 冯某，男，24岁，邮电医院住院。

初诊：胸腹膨大已历7个月，午后低热连续4个月。口作干淡，动则气急心跳，不知饥，大便通而不畅，日行两次，小溲极少，脉弦滑数。积病日久，中运不健，无力运行水谷之湿，乃致泛滥为患，姑先从调气助运为法。

处方：桑白皮钱半，冬瓜皮五钱，白术皮钱半，茯苓皮四钱，香橼皮钱半，广木香一钱，车前子四钱，通草一钱，陈麦柴五钱，杜仲三钱，九香虫七分，炒谷芽五钱，原金斛四钱，赤芍三钱。

二诊：单腹胀半年余，大便色深而溏，溲少心跳，午后怯寒低热。由于气失调达，中运失司，法当调气化滞。

处方：赤芍三钱，陈佩兰三钱，水炙紫菀钱半，白杏仁四钱，原金斛四钱，杜仲三钱，九香虫一钱，远志肉钱半，香橼皮钱半，冬瓜皮七钱，丝瓜络（用红花三分泡汤，炒）三钱，茯苓皮四钱，蟋蟀干五枚，陈麦柴五钱。

三诊：气化失宣则升降无权，致积聚未能排泄，所谓"上不得越、下不得泄"，仍宜以疏通气机为要。

处方：生紫菀钱半，白杏仁四钱，枳壳钱半，原金斛四钱，炙橘白钱半，竹茹三钱，川牛膝钱半，制香附钱半，香橼皮钱半，广木香一钱，莱菔子四钱，保和丸（包）四钱，车前草七钱，蟋蟀干七枚。

四诊：迭投调气化滞之剂以来，症象未见改善，脉弦数而滑，中运无力，肺失滋源，治节无权。当从调气以助运行，养阴以滋化源。

处方：黑元参四钱，白芍四钱，原金斛四钱，炙橘白钱半，杜仲三钱，怀牛膝三钱，九香虫七分，广木香一钱，陈麦柴五钱，炙鸡金（春砂仁末八分同拌）四钱，莱菔子四钱，蟋蟀干七枚，香橼皮钱半，车前草七钱。

外熨方：麸皮二两，葱白（打烂）一握，同炒，热布包熨腹部。

五诊：药后小溲较多而低热未解。由于病久阴虚、肺肾失调，再宜润开之中佐以调气宽胀。

处方：黑元参四钱，炙鳖甲四钱，地骨皮三钱，功劳叶五十片，白杏仁四钱，水炙紫菀钱半，冬瓜皮四钱，九香虫七分，川牛膝三钱，车前草七钱，陈麦柴五钱，香橼皮钱半，广木香一钱，炙鸡金（春砂仁八分同拌）四钱。

六诊：低热久留甫解，小溲通利，单腹胀自觉宽松。惟腹围虽见缩小而尚有鸣响，可知气机虽畅而中运未复。还宜扶正以运气，化湿以利水。

处方：漂白术三钱，茯苓皮四钱，冬瓜皮七钱，黑元参钱半，炙橘白钱半，白杏仁四钱，香橼皮钱半，广木香一钱，乌药钱半，车前草七钱，川牛膝三钱，九香虫七分，陈麦柴五钱，砂仁末一钱，炙鸡金四钱。

七诊：单腹胀渐见消失，但自觉尚有积水。便行带溏，两腿乏力。当扶土消水以善其后。

处方：漂白术三钱，甜冬术三钱，炮姜炭一钱，淡吴萸五分，乌药钱半，大腹皮三钱，六曲四钱，炒谷芽五钱，川断四钱，桑寄生五钱，车前草四钱，葫芦瓢四钱。

八诊：病后元气大伤，中土未复，致晨起面浮，入暮足肿。幸饮食便溲渐复如常，当进一步培养之。

处方：潞党参五钱，肥玉竹五钱，制於术五钱，甜冬术五钱，白芍四钱，炙甘草一钱，杜仲三钱，金毛脊四钱，川断四钱，桑寄生五钱，冬瓜皮七钱，车前子四钱，六曲四钱，炙鸡金四钱，炒谷芽五钱。共研细末，每服一钱，日服 3 次，开水调服。

【黄少堂按】单腹胀属于脾胃病也。患者为邮递员，因大吐血而入院，经西医诊断为肝硬化、脾亢进而引起吐血。先由西医抢救，继以中医治疗，服犀角地黄汤而止。后经西医用手术切除脾脏，而腹部逐渐形成积水。发现午后低热，经服五皮、五苓、肾气等剂未效。转请曹师治疗，在四诊时认明为中宫被水谷之湿所阻，不能散精上归于肺，肺失滋润，治节无权，气化失司，水道不调。所谓水出高源，源利则支流通，故改用润肺养阴，以元参贯通上下之气为主，而得小便增多，再用紫菀、杏仁畅肺，小便乃更见畅利，溲量由 500mL 增至 1500mL。腹部胀满消失，腹围自 87cm 减至

70cm，气机得畅。在中运未复时，转入温中健土法，生化之源得振，病得去而正渐复，后以调补气血固其本。综观曹师治疗本例用元参、白芍后，疗效显著。经考本草，乃知元参一味，《本经》以治腹中寒热积聚、补肾气；张元素则云："元参乃枢机之剂，管领诸气上下。"曹师诊断本病为中运无力，肺失滋源。用元参治之，适中肯綮，故病得转机。

案2　金某，女，46岁，住黄河路67弄8号，于1958年3月23日就诊。

初诊：腹胀如鼓，便溏溲少，气促面浮㿠白，夜间少寐，头晕耳鸣，咳嗽痰多，精神疲乏，不思食，舌苔白腻，脉来弦滑。中气虚，肝脾受困，肝主疏泄，脾主运输，转运无权，酿积为患，正虚邪实，病非轻浅。勉拟调气升阳、和胃化痰之法，略参利水之品。

处方：老苏梗、煨木香、广橘白、宋半夏、香橼皮、大腹皮、建六曲、冬瓜皮、绵杜仲、九香虫、川续断、车前子、陈麦柴、蟋蟀干。

附注：原稿无剂量，以下同。

二诊：腹胀，大便溏泄，苔白腻滑，背脊酸胀，余无进退，主原方出入。

处方：前方去苏梗、大腹皮、冬瓜皮、建六曲，加生香附、姜川朴、姜半夏、粉萆薢、金狗脊。

三诊：腹胀十衰其四，微觉头痛口苦，思食，便溏而小溲较利，脾阳渐苏，均佳兆也。

处方：老苏梗、台乌药、焦六曲、姜半夏、白术皮、冬瓜皮、香橼皮、广木香、川杜仲、九香虫、车前子、蟋蟀干、陈麦柴、白蒺藜。

四诊：腹胀已衰其大半，胃纳渐旺。忽值经至，气调则血自畅，本元虽虚，可无虑。

处方：归身、丹参、延胡、乌药、六曲、广木香、白术皮、茯苓皮、绵杜仲、九香虫、车前子、陈麦柴、半夏曲、炒谷芽。

五诊：腹胀全消，口中淡，纳谷不甚香，再予养胃调气。

处方：白术皮、茯苓皮、姜半夏、乌药、大腹皮、川断、桑寄生、陈佛手、炒谷芽。

六诊：诸恙悉瘥，体元未复，再当益气健胃以调理之。

处方：常服香砂六君丸，日服三钱，开水送吞。

效果：服此方后，得以渐渐恢复而愈。

【惕寅按】肿胀之症不一，以单腹胀为最难治。昔喻嘉言曾说："单腹胀久窒，而清者不升，浊者不降，互相结聚，牢不可破，实因脾胃不健。"此即本病的主要原因。前后共诊6次，自第一至第三方以东垣健脾丸及乌龙丸加减主治；第四方腹胀而见经至，标本兼顾；第五方取丹溪越鞠丸之意；第六方纯以香砂六君丸常服以复其大病后脾胃亏损之元阳，效果尚称满意。

浮肿

李某，男，12岁，住昆明路631弄28号。

初诊：病已半年，少寐纳呆，面浮肢肿，溲下极少，形如蛋白，即《内经》所谓水液混浊之类也。考胃为水谷之海，脾为胃行其津液者也。脾足则转输水精于上，肺足则通调水道于下，尤重于肾司开阖之权。今因三脏气结而不行，乃致积水泛滥。治法宜从肺脾肾三家着眼，关键以健脾降气、分利湿热为主。

处方：炒川柏钱半，白茅根一两，粉萆薢四钱，车前子五钱，马勃八分，土贝四钱，陈皮钱半，苡仁四钱，黛灯心五分，六曲四钱。

二诊：溲仍少而混浊，面浮肢肿依然。

处方：蟋蟀干五枚，车前子五钱，川柏炭二钱，白茅根一两，莱菔子（炒）四钱，保和丸（包）四钱，粉萆薢四钱，泽泻三钱，陈皮钱半，苡仁四钱，冬瓜皮五钱。

三诊：药后溲已较多，但仍混浊。

处方：粉萆薢四钱，炒川柏二钱，冬瓜皮五钱，生苡仁四钱，白术皮钱半，茯苓皮四钱，莱菔子（炒）四钱，泽泻三钱，白茅根一两，车前子五钱。

四诊：面浮纳呆，小溲时多时少，间有刺痛。

处方：六曲四钱，宋半夏三钱，陈皮钱半，苡仁四钱，粉萆薢四钱，川柏炭钱半，白茅根一两，生草梢七分，蟋蟀干五枚，泽泻三钱，冬瓜皮五钱，车前子五钱。

五诊：病情同前，加用降气药以佐之。

处方：旋覆花（包）二钱，苏子二钱，莱菔子四钱，粉萆薢四钱，车前子四钱，赤苓三钱，白茅根一两，川柏炭二钱，冬瓜皮七钱，蟋蟀干五枚，六曲四钱，炒谷芽五钱，大生地四钱。

六诊：服降气与分利湿热药10余剂，面浮溲混次第改善，惟大便艰难色黑。

处方：淡芩钱半，黑栀三钱，川柏炭二钱，知母钱半，火麻仁泥五钱，瓜蒌仁泥五钱，粉萆薢四钱，车前子四钱，六曲四钱，白杏仁四钱，竹沥夏三钱，冬瓜皮五钱。

七诊：大体平安如常，惟尿中夹带黏丝少许，应佐养肾阴。

处方：大补阴丸（吞）三钱。炙橘白钱半，生苡仁四钱，粉萆薢四钱，黑山栀三钱，六曲四钱，冬瓜皮五钱，竹沥夏三钱，白茅根一两，火麻仁泥七钱，煎汤送丸。

【惕寅注】服丸及汤药随症加减二月余，经检验小便，已告痊愈。

水肿

王某，男，9岁。

初诊：由惊风后，怕风，胸闷，咳嗽，口淡，纳呆，一身浮肿，腹更胀大，小便极少，脉来弦滑。治以上开肺气、中化脾湿、下利肾水，三者并进为法。

处方：苏叶二钱，生紫菀钱半，白杏仁五钱，陈皮一钱，苡仁五钱，宋半夏三钱，乌药片钱半，炙鸡金（砂仁末八分同拌）四钱，大腹皮三钱，冬瓜皮七钱，车前子五钱，泽泻三钱，川牛膝钱半，蟋蟀干五枚。

二诊：浮肿十愈其三，腹胀亦渐减，小溲较利，咳嗽气急见平。

处方：苏叶二钱，生紫菀钱半，白杏仁五钱，车前子五钱，猪苓三钱，泽泻三钱，冬瓜皮七钱，茯苓皮五钱，水姜皮四分，陈皮钱半，苡仁五钱，六曲五钱，川牛膝钱半，蟋蟀干七枚。

三诊：肿退十分之七，余恙亦见轻。

处方：桑白皮钱半，冬瓜皮七钱，茯苓皮五钱，车前子五钱，猪苓三钱，泽泻三钱，陈皮钱半，苡仁五钱，蟋蟀干七枚，防己一钱，川牛膝钱半。

四诊：肿势大退，腹仅微胀。

处方：桑白皮钱半，冬瓜皮五钱，车前子五钱，泽泻三钱，陈皮钱半，苡仁五钱，陈麦柴五钱，蟋蟀干五枚，旋覆花（包）钱半。

五诊：肿势全退。

处方：陈皮钱半，苡仁五钱，宋半夏三钱，香橼皮钱半，炙鸡金（砂仁末八分同拌）四钱，大腹皮三钱，冬瓜皮七钱，车前子五钱，泽泻三钱，炒谷芽五钱，白茅根一两。

【惕寅注】此病治疗月余而痊，但仍嘱戒盐百日，免致反复。

阴虚头痛

王某，男，24岁，住浦东。

初诊：头痛作胀，少寐多梦，心神不安，思虑纷纭，胃脘隐痛，得食尤甚，关节亦觉疼痛，一身少力，大便艰行，行则溏而色见黄黑不一，病已日久，形容憔悴。查肝主筋而藏血，今因病久营虚，筋络失养，故头痛作胀、关节疼痛；且肝阴虚则相火夹痰上扰，故少寐多梦、心神不安、思虑纷纭；加以中宫不健，脾弱运迟，气化易于阻滞。法当养阴以柔肝，清心以化痰，健脾以助运。久延之症，治之非易。

处方：制首乌四钱，鳖甲心七钱，原金斛四钱，竹沥夏三钱，乌贼骨五钱，土贝四钱，白芍三钱，炙草一钱，陈佛手一钱，炙鸡金四钱，生丹皮钱半，杭菊二钱，白蒺藜四钱，煨天麻八分。

二诊：稍有思想，即感头胀，脉弦软，依然少寐便艰，惟胃中隐痛较好。

处方：大生地四钱，制首乌四钱，原金斛四钱，竹沥夏三钱，乌贼骨五钱，土贝四钱，抱木神（朱砂拌）四钱，白芍（甘草一钱同炙）四钱，煅牡蛎一两，鳖甲心一两，煨天麻八分，杭菊二钱，炙橘白钱半，生谷芽五钱。

三诊：诸恙稍减，间有筋惕肉瞤，少寐，脉仍弦软。

处方：潞党参三钱，制首乌五钱，大生地一两，黑元参四钱，煅牡蛎一两，炙鳖甲一两，朱茯神四钱，白芍（甘草一钱同炙）四钱，煨天麻八分，蔓荆子三钱，川断四钱，桑寄生五钱，炙橘白钱半，香谷芽五钱。

四诊：前方加减约服1个月，诸恙渐减，噩梦仍多，心神烦扰不宁。

处方：万氏牛黄清心丸（临睡时开水送下）四分之一丸，生紫贝齿一两，煅石决明一两，连翘三钱，杭菊二钱，竹沥夏三钱，抱木神四钱，柏子仁泥一两，黑山栀三钱，秦艽三钱，桑枝一钱。

五诊：久病之躯，厌食汤药，改用膏剂以进之。

处方：雪梨膏二两，二冬膏一两。

用陈佛手一钱，炙鸡金四钱，柏子仁泥六钱，炙橘白一钱煎汤冲膏，分早晚2次服。

万氏牛黄清心丸照前法服。

六诊：噩梦大减，惟头痛觉热，大便艰行。

处方：琼玉膏二两，二冬膏一两，用开水化服；当归龙荟丸四分，每隔两日服1次。

七诊：头痛已止，仍宗前法以巩固之。

处方：琼玉膏（日服二两）十四两，二冬膏（日服一两）七两，开水化服。万氏牛黄清心丸（每服四分之一）一丸，当归龙荟丸（每服四分）一钱二分，间日服之，开水送下。

【惕寅注】经过上列七诊治疗，病得愈而形肉日丰，精神渐复，饮食眠睡一切都好，二便亦正常。惟此人少时丧父，其母虽爱子颇甚，但尚未成婚。因此，余嘱其速觅佳偶，以和阴阳，亦健身之要着也。

呃逆

周某，男，76岁，住北京西路478号。

诊断：呃起于猝然而来者，法在求通，不外乎寒、火、痰、食之为病也。就其所病之情况以治之，不难迎刃而解。虚弱病久而呃逆不已者，为危候。本案病者为年老形衰之质，旧病为腹胀三月，新病则呃逆半月。引饮得食，立即呕吐，吐尽作呃，循环不已，痛苦已极。治以虚呃则中夹痰气，进以攻下则声音低微。核其情况，测其虚实，只有宗我万病惟求一通、宣清窍、开中宫、利浊窍之旨，缓缓运用之，勿急躁，勿孟浪。

初诊：脉弦，舌中根白厚，边尖红绛，痰吐黏连。本质阴虚，中阻痰浊，气失宣达，乃致呃逆不已。

处方：白蔻仁（杵，后下）八分，枳壳钱半，陈佛手一钱，莱菔子四钱，鲜荷梗一尺，白杏仁四钱，郁金一钱，青皮钱半，保和丸（包）四钱，生紫菀钱半，姜半夏三钱。

外熓方（不可内服）：猪牙皂四钱，生莱菔子一两，大力子四钱，干菖蒲五钱，生香附一两，苏叶五钱。同煎汤，用毛巾浸热拧干，熓胸部，温即更换。

二诊：据述呃逆较减，舌根白垢、边尖红绛依然，大便三日未行，小溲短赤。上下升降之气未复，由于中宫痰气痞塞不通也。

处方：生紫菀钱半，枳壳钱半，旋覆花（包）二钱，沉香屑（冲）四分，六曲四钱，白杏仁泥五钱，郁金一钱，代赭石（煅）四钱，白蔻仁（杵，后下）八分，姜半夏三钱，莱菔子四钱，鲜荷梗一尺，刀豆子末（炒，分 2 次调服）三钱，炒车前子（包）四钱，六一散（包）四钱。

三诊：据述服前方后，呃吐渐减，大便已通，小溲热赤，仍宗前旨调治之。

处方：白杏仁泥五钱，旋覆花（包）二钱，莱菔子四钱，白蔻仁（杵，后下）八分，刀豆子末（炒，分2次调服）三钱，枳壳钱半，煅代赭石四钱，保和丸（包）四钱，车前子（炒，包）四钱，郁金一钱，沉香屑（冲）四分，新会皮钱半，川石斛四钱。

四诊：舌中光剥，根苔垢厚未化，口干而淡，便艰溲赤，得食仍吐，腹膨胸闷，脉弦。本虚病杂，纯是阴液亏乏、正不胜病之象。补则助邪，攻则伤正，处处可虑，极费斟酌。

处方：白杏仁泥四钱，煅瓦楞粉（包）一两，莱菔子泥四钱，枇杷叶（包）五片，炒刀豆子末（分2次调服）三钱，枳壳钱半，煅代赭石四钱，瓜蒌仁泥五钱，鲜荷梗一尺，郁金一钱，沉香屑（冲）四分，火麻仁泥五钱，绿萼梅瓣钱半。

五诊：舌中花剥，便闭二日。胃阴肠液俱伤，虽已得食得饮，不吐不呃，而变则尚在意中，不可不慎。

处方：白杏仁四钱，煅瓦楞粉（包）一两，瓜蒌仁泥一两，绿萼梅钱半，枳壳钱半，煅代赭石四钱，火麻仁泥一两，鲜荷梗一尺，姜竹茹三钱，郁金一钱，沉香屑（冲）四分，莱菔子泥四钱，炒刀豆子末（分2次调服）三钱。

六诊：据述呃逆呕吐已告停息，口干少液，舌根不清，大便两日一行，溲少。再宗调气润滑之法。

处方：六曲四钱，白杏仁四钱，瓜蒌仁泥一两，新会皮一钱，绿萼梅钱半，宋半夏三钱，枳壳钱半，火麻仁泥一两，姜竹茹三钱，炒谷芽五钱。

【惕寅注】本案是虚体犯实病之证，应付极费斟酌。第一诊首以通字为旨，其他病证悉听之，良以得通则癥结自解，故并无镇逆止呃之药，着力在内服宣通，外焫疏闭。二诊呃逆既减，则再于通字上用功，加以降气镇呃。三诊尚是通而未通之象，故与前方无大变化。四诊舌中仍见光剥，阴液受伤之象，治宜去香燥加清润。五诊呃吐已止而舌绛便闭依然，乃胃阴肠液两燥，则绿萼梅、竹茹、枇杷叶之清肺养胃，万不可少。六诊诸恙安然，惟胃阴肠液之亏未复，当以助运养胃润滑为旨。此后食养，最宜淡菜火腿冬瓜汤、鲜蛏汤之类，汁鲜者咽之，渣韧者吐之。年老体衰，平时亦宜照此颐养，少食多餐，庶可不致反复。

咳逆失音

钱某，男，住马当路西湖坊。

初诊：病延九月，昼夜咳呛不已，形瘦肉削，气急喘促，脉来乍大乍小。饮食必定呛咳震荡，因而废食，甚至点滴不能下咽，语言无声，经中西药治疗无效。据述，西医检验声门声带部位均遭腐蚀，故饮食语言呼吸都感不利。余思考再三，以其汤丸难进，乃用噙化法治之。经两旬余，竟得痊愈，惟话声粗大而已。

处方：猴枣散三分，濂珠粉三分，川贝三钱，马勃一钱，飞中白三钱，甘中黄一钱，蜜炙百部五分，蜜炙马兜铃一钱，研末。再将飞青黛一分，带心天冬三钱，真枫斛三钱，煎浓汁，与上药末搅和，做成棋子式小饼，昼夜噙化不间。

【惕寅注】按此证为久咳伤阴、阴虚火炎，致咽肿痰滞、饮食难下。用清肺消肿化痰药做饼噙化，徐徐入喉，最为良法。

失眠

薛某，女，36岁，住江宁路194弄45号。

初诊：病失眠有年，近两旬竟丝毫不能入睡。头胀心跳，气短，口干，便艰，溲热，脉软细带弦。症情复杂，形瘦骨立，望而即知为心力交瘁、肝阴不足、虚阳烁涎蒸痰之证也。

处方：生紫贝齿一两，煅石决明一两，鲜芦根（去节）一两，黑栀三钱，竹沥夏三钱，连翘心三钱，抱木神四钱，首乌藤五钱，丹皮三钱，杭菊二钱，泽泻三钱，黛灯心五分。

二诊：药后夜寐得安。惟醒后心怀恐慌，头晕，神志昏昏，四肢冷汗。当宗前意，镇肝宁神之中佐以清心化痰。

处方：生紫贝齿四钱，煅石决明四钱，连翘心三钱，竹沥夏三钱，抱木神四钱，远志肉钱半，首乌藤五钱，炒枣仁三钱，泽泻三钱，香谷芽五钱，万氏牛黄清心丸（每于将眠前服四分之一）一粒。

另：木瓜二两，王不留行二两，落得打二两，同时煎汤�足。

又另：炒谷芽五钱，麸皮二两，同包煎代茶。

三诊：前法如法服用后，诸恙已渐脱体。惟一身疲软，胃不思纳，寐难继续，耳轰脉软。再拟育阴和胃。

处方：大生地五钱，制首乌五钱，六曲四钱，宋半夏三钱，香枣仁（上川连四分同炒）钱半，抱木神四钱，生紫贝齿一两，煅灵磁石五钱，黑栀三钱，原金斛四钱，川断五钱，桑寄生五钱，炙橘白钱半，炒谷芽五钱。

胆热症

王某，女，69岁，住西藏北路246弄62号。

初诊：往来寒热，头胀，口干淡腻，便艰溲赤，脉软弦滑数，形容瘦削，易作吐，右胁下剧痛，面目肌肤尽黄。

处方：青蒿梗二钱，象贝四钱，陈皮钱半，车前子四钱，原金斛四钱，赤芍三钱，盐半夏三钱，苡仁四钱，通草一钱，煅瓦楞粉（包）六钱。

二诊：虚汗虚热已久，头胀，口干，便通溲热，脉软弦滑数，右胁下痛。

处方：银柴胡七分，原金斛五钱，煅瓦楞粉（包）五钱，车前子四钱，青蒿子二钱，象贝四钱，左金丸七分，通草一钱，赤芍三钱，竹沥夏三钱，生谷芽五钱。

三诊：虚汗虚热已久，头胀，口干，脉细滑数，大便尚通，小溲热赤。

处方：元参钱半，原金斛四钱，煅瓦楞粉（包）七钱，通草一钱，赤芍（酒炒）三钱，炙鳖甲四钱，橘白一钱，左金丸七分，六一散（包）四钱，白茅根一两，地骨皮三钱，半贝丸三钱。

四诊：右胁胀而痛，口干腻，脉软弦。得食不化，便通溲少，夜寐不安。

处方：旋覆花（包）二钱，左金丸七分，川石斛四钱，车前子四钱，炙鸡金四钱，煅瓦楞粉（包）七钱，白芍四钱，炙橘白一钱，朱赤苓三钱，砂仁末八分。

五诊：大便艰行，小溲热赤，乍寒乍热，胁痛，口干。

处方：银柴胡七分，原金斛四钱，煅瓦楞粉（包）七钱，沉香曲四钱，车前子四钱，炙鳖甲五钱，白芍三钱，左金丸七分，火麻仁泥五钱，鸡苏散（包）四钱，地骨皮三钱，炙草四分，盐半夏钱半，生谷芽五钱。

前方加减施用，无甚效果，故用特制化坚丸以治之。

处方：穿山甲（炙）一钱，火硝（隔纸炒黄）一钱，水飞朱砂一钱，西血珀五分。各研如尘，合和用青鱼胆汁为丸，每隔二小时半服一分，痛减改为三小时半服1次，以病之轻重递减之，痛止停服。

六诊：因食猪肚而病剧，面目肌肤尽黄，痛不可言。前方峻药不能再用，故特制浚管丸为治。

处方：蒲公英四两，白茅根二两，同煎浓汁，再浓缩候用。

另用左金丸研粉一两和入上二味浓汁，合并交和为丸，如细绿豆大，每服三分，日服3次。用西茵陈三钱，赤芍三钱，通草一钱，煎汤送下。

七诊：服浚管丸颇合宜，面目肌肤黄色尽退。惟血虚肝亢之本质，用药必须治病与养肝相结合，俾可由渐复健。

处方：左金丸一两，制首乌四两，研末。用蒲公英六两煎汁，如前法为丸，每服五分，日服3次，用天冬二钱，煎汤送下。

八诊：胃坠肝胀剧痛均大减，惟骨节疼痛、少寐心跳。再宗清肝热和经络以进之。

处方：左金丸七钱，制首乌四两，朱元参一两五钱，水炒川断一两五钱，共研细末。用蒲公英六两，白茅根四两，煎汁。如前法为丸，日服3次，每次五分，开水送下。

九诊：大体已好，惟肢体少力，当然是受食物不慎作泻之影响。心跳少寐，腹中气痛，当疏补并施之。

处方：肥玉竹一两，潞党参一两，制首乌四两，川断一两五钱，白芍一两五钱，炙草五钱，乌药五钱，共研细末。用蒲公英六两煎汁，如前法为丸，日服3次，每次六分，开水送下。

共研细末，用蒲公英六两煎汁，如前法为丸，日服三次，每次六分，开水送下。

十诊：血不养络，肩痛连胁、少寐，皆营虚络失所养也。

处方：制首乌五两，川断二两，枸橘六钱，制香附六钱，元参二两，香枣仁二两，共研细末。用蒲公英六两煎汁，如前法为丸，日服3次，每次一钱，开水送下。

十一诊：病后失调，营络不和，颈腋每见小核，当谋复其所虚。

处方：制首乌五两，川断二两，制香附六钱，白芍六钱，香枣仁一两五钱，元参一两，芋艿丸一两，金毛脊二两，八珍丸二两，共研细末。用蒲公英六两煎汁，如前法为丸，服法如前。嗣后身体健康，一切如前。

【惕寅注】此病据西医师诊断为十二指肠第二段小弯侧有小卵圆影，疑似胆囊炎及胆石症。此病已经有5个月多，年高阴伤，恐体力不胜此剧症。初时进以退热养阴、平肝宁神之法，无甚效益。乃以特制化坚丸以散郁、化结石、镇心神为主旨，按时吞服，由是日见轻减，已近健复。忽因食猪肚鸡腿过多，胃不消化，剧痛大作。经注射定痛药后，痛止而精神疲乏，似乎奄奄一息，乃改进特制浚管丸，按时徐徐送服，始得由渐而舒，转危为安。本丸药性取清肝热之品，引通胆管，直达病所，以消炎通塞。服经五旬，病退神健，面目清明，眠食行动健康如常。由此上述等症均无形消释，她年高久病体亏，若经开刀取石，恐未必能一定胜任也。

附录南洋医院疾病诊断书如下：

疾病诊断书：04385

姓名：王某　年龄：69岁　性别：女

籍贯：上海　住址：西藏北路246弄62号

职业：家务

门诊号数：17118

住院号数：26236

检查：1954年8月26日

主诉：发热全身乏力（五天）。

诊断或拟诊：①胆囊炎及胆石症；②胃下垂；③鞭毛虫症；④继发性贫血；⑤肛门外痔核。

治疗或处理之意见：休息。

上海南洋医院第七互助组

发给日期：1954年9月13日

肝痉吐舌

秦某，男，8个月，住哈尔滨路8号。

初诊：八月弱质，营阴不足，更以母乳缺少，又值酷暑外逼，相火上扰，高热肢痉，口碎吐舌。此系津液干涸，病经月余，饮食不能入口。虽用西法鼻饲牛乳，殊非持久之计。况病入液涸动风之境，非救液存阴、清心平肝不足以挽危局也。

处方：珠黄散二分，玉雪丹（自制）二分，用地骨皮露润湿，在舌上徐徐咽下。

另用汤剂煎服：上川连三分，生丹皮钱半，竹卷心一钱，连翘心三钱，带心麦冬二钱，黑元参三钱，甘中黄一钱，飞中白二钱，生紫贝齿七钱，黑山栀三钱，白灯心五分，枇杷叶四片。

二诊：药后舌收热退神清，肢痉亦止，惟便闭口干。

处方：上川连三分，白灯心五分，原金斛四钱，带心麦冬二钱，生紫贝齿七钱，黑山栀三钱，飞中白二钱，甘中黄一钱，白杏仁泥四钱，枇杷叶四片。

三诊：舌碎有痰，便少溲臭，仍依前法出入。

处方：珠黄散二分，玉雪丹二分，和匀敷舌徐咽。

另用煎服：上川连三分，黑山栀三钱，白杏仁泥四钱，冬瓜子五钱，连翘三钱，竹卷心一钱，芦根一两，鲜荷梗一尺，马勃八分，白灯心五分，飞中白二钱，甘中黄一钱，野蔷薇瓣钱半。

四诊：满嘴雪口，粪黏色深带沫，所谓肠热则飧泻如糜。当再清肠热解血毒，分内外两治。

处方：珠黄散二分，玉雪丹二分，照前法。

另用煎剂：生丹皮三钱，赤芍三钱，银花三钱，连翘三钱，淡芩钱半，知母三钱，元参四钱，麦冬二钱，甘中黄一钱，飞中白二钱，芦根一两，原金斛四钱，马勃八分，白灯心五分，野蔷薇瓣钱半，生煅珍珠母六钱。

外用漱口方：野蔷薇瓣二钱，石榴皮三钱，川柏二钱，薄荷四分，白菊花二钱，甘中黄一钱。用米泔水煎浓汁，时时洗口。

五诊：情况较好，惟质弱缺乳，急宜设法补充营养，不可因小效而忽视也。

处方：原金斛四钱，生丹皮三钱，淡芩钱半，银花三钱，连翘三钱，知母三钱，马勃八分，飞中白二钱，甘中黄一钱，生紫贝齿七钱，山慈菇五分，芦根一两，野蔷薇瓣钱半，六一散四钱。

珠黄散二分，玉雪丹二分。照前法用之。

【惕寅注】此证为热灼阴液而成痉，故用清心平肝增液之法。数日后，其母携儿来寓，云病愈后经过护养，今已能吃能玩，日渐肥健。

附注： ①"玉雪丹"方出《良方集腋·卷下》，原用于治一切烂喉斑痧肿痛。吹药主要药物有真犀黄、水安息、牛蒡子、当门子、川连等组成，曹老自制药应在此基础上简化而成。②生煅珍珠母六钱，应为生煅珍珠母合六钱。

肝旺吐血

朱某，男，62岁，住北京西路张家宅33弄7号。

初诊：吐血病经27年，初因急奔损络而起，时发时愈。近5年复以持重劳力而多郁，痰中带有血点，精神惫怠。每次吐血病发，先觉脘腹之气上冲胸满，或横窜右胁，痛剧难支，由年发一次转为日发数次。《经》云"血生于气"，治血先理气，况脉来弦滑，法当降气清肝泄热为主。

处方：龙胆泻肝丸（分2次吞）三钱，丹皮三钱，连翘三钱，竹茹三钱，煅瓦楞粉（包）一两，白芍四钱，瓜蒌仁泥六钱，火麻仁泥六钱，黛灯心五分，黑栀三钱。

二诊：服药后，气逆气撑之病已见大减。平素常见头部烘热、足部发冷现象亦平。此因热得寒而下降，气得通而下泄，仍以原方加减治之。

处方：龙胆泻肝丸（分2次吞）三钱，杭菊二钱，白芍四钱，瓜蒌仁泥六钱，丹皮三钱，钩勾（后下）三钱，料豆衣四钱，火麻仁泥六钱，连翘三钱，黑栀三钱，黛灯心五分。

三诊：积年气之冲逆，势已转缓。此时升清降浊之道渐复，气血渐得调匀，病势转好，可以预期。

处方：左金丸（分2次吞）一钱，煅瓦楞粉（包）一两，连翘三钱，黑栀三钱，杭菊二钱，钩勾（后下）三钱，瓜蒌仁泥六钱，火麻仁泥六钱，夏枯草四钱，黛灯心五分。

四诊：痰带血点，间虽未尽，而自服药调治之后，气胀竟得舒和，仍宗原法出入。

处方：制首乌一两，大生地一两，天花粉五钱，知母五钱，杭菊三钱，白芍三钱，柏子仁泥一两，火麻仁泥一两，黑栀三钱，夏枯草三钱，十灰丸四钱。

共研细末，每服六分，一日3次。此方服后，渐渐痊愈。

【惕寅注】 本证远因为急奔损络，近因为劳力多郁，病均在气。初诊其脉弦滑者，决其为有火，法宜苦降，故第一方即用苦降泄热、平肝润肠为主。服药后既能奏效，仍守原意出入治之。继则转用育阴柔肝以善其后。《经》云："治病必求其本。”临床最宜三思。

肝胆郁热

苏某，男，66岁，住威海卫路485弄6号。

初诊：1956年4月27日。病已两旬，经西医诊断为慢性胆炎。脉细数带弦，咽间痰嘶，胃中觉热，喜冷饮，神识若明若昧，口有谵语，大便半月不行，溲黄。此为素体血虚，肝旺痰多，气失宣达，故胸闷烦热不饥、语音低微，气弱无力运痰，痰火蒙蔽清阳。治宜上宣肺胃蕴热，下通积伏痰滞，以观动静。

处方：上川连七分，全瓜蒌六钱，竹沥夏三钱，白杏仁五钱，枳壳钱半，郁金一钱，莱菔子四钱，保和丸四钱，泽泻三钱，生苡仁四钱，生紫菀钱半，白蔻仁（杵，后下）八分，陈佛手一钱。

外熓方：生萝葡[1]、生葱（连须打烂），用黄酒炒热，布包熨中脘。

二诊：口淡腻，纳无味，大便未行，但有矢气，溲短赤，痰吐白韧，脉软弦滑。病已两旬余，积邪未化，中气

① 萝葡：萝卜。

已乏，岌岌可危。

处方：枳壳钱半，象贝四钱，宋半夏三钱，陈皮钱半，苡仁四钱，焦六曲四钱，陈佛手一钱，白蔻仁（杵，后下）八分，全瓜蒌五钱，白杏仁泥五钱，白茅根一两，枇杷叶五片。

三诊：神识渐清，语言气短，痰吐白韧，脉软弦，舌略知味，向左睡肋部重滞，便通复闭，小溲较利。病延二十四日，当再疏气和络、养胃化痰，并需要小心护养。

处方：白蔻仁（杵，后下）八分，枳壳钱半，橘白一钱，苡仁四钱，瓜蒌仁泥五钱，川断五钱，桑寄生五钱，白茅根一两，枇杷叶五片。

四诊：近两日来大有进步，神色渐振，眠食均好，小便渐得清长。惟痰吐胶韧，粪色尚多紫酱，语音较低，可见中气转输未复。治再化痰养胃、利气助运为法。

处方：瓜蒌皮四钱，白杏仁四钱，象贝四钱，竹沥夏三钱，白蔻仁（杵，后下）八分，枳壳钱半，川断五钱，桑寄生五钱，陈皮钱半，苡仁四钱，白茅根一两，枇杷叶五片，香谷芽五钱。

五诊：近三日来胃纳甚佳，大便日行一次甚畅，小溲正常。惟痰吐不爽而厚韧，两足行步无力，语言尚感气短低微，体亏气弱。一方面宜静养慎食少语，一方面宜清肺化痰利气。

处方：白杏仁四钱，枳壳钱半，象贝四钱，盐半夏三钱，苡仁四钱，六曲四钱，川断五钱，桑寄生五钱，芦根一两，枇杷叶五片。

另用带心麦冬二钱，炙橘白一钱，开水泡汤，徐徐代茶。

六诊：今日诊视，病已向愈，但语音尚低、咯痰偶带黑块极韧、肢体乏力。病久阴伤，痰热留恋，当以润养肺阴、清化痰热，佐以培养体力，冀其平复健康。

处方：北沙参四钱，带心麦冬二钱，瓜蒌皮四钱，白杏仁四钱，象贝四钱，竹沥夏三钱，川断五钱，桑寄生五钱，芦根一两，枇杷叶五片。

另用吉林人参须七分，橘白一钱，开水逐次泡服。

七诊：肢体渐觉有力，溲频数，咯痰成块，尽是虚火郁热煅炼成痰之象，当清养肺阴以利痰气。

处方：吉林人参须七分，北沙参四钱，黑元参四钱，带心天冬二钱，象贝四钱，竹沥夏三钱，杜仲三钱，怀牛膝钱半，芦根一两，甜杏仁四钱，枇杷叶五片，瓜蒌皮四钱，飞滑石（生草梢五分同包）四钱，白茅根一两。

八诊：气弱气滞，故好叹息而不胸闷。痰吐白韧如冻，肢软少力，二便如常。元阴既亏，虚热与痰火上扰清明，是以多梦纷纭。法仍养阴清肺以治本，化痰利气以顾标。

处方：北沙参四钱，带心天冬二钱，元参四钱，甜杏仁四钱，象贝四钱，竹沥夏三钱，枳壳钱半，桔梗七分，生草七分，川断五钱，桑寄生五钱，怀牛膝钱半，芦根一两，枇杷叶五片。

九诊：两足行动乏力，易于脱肛，右手举动不利而疼痛，浑身惊惕，皆病后积虚之象。病久阴伤气弱，此为必然之势，当转入培养气血之途，俾可速复健康。

处方：补中益气丸四钱，当归身钱半，白芍三钱，甜杏仁四钱，枳壳钱半，竹沥夏三钱，川断五钱，桑寄生五钱，杜仲四钱，怀牛膝钱半，枇杷叶五片，香谷芽五钱，连翘心三钱。

十诊：病后脱肛，气虚也；易惊，元神受伤也。仍宗补中益气法进之。正气足，中运健，则体力自复矣。

处方：潞党参钱半，炙上芪七分，甜冬术钱半，怀山药四钱，陈皮钱半，竹沥夏三钱，川断五钱，桑寄生五钱，杜仲四钱，升麻二分，怀牛膝钱半，炒谷芽五钱，连翘心三钱，远志肉钱半。

【惕寅注】患者年老病久，为本虚标实之证。故用药之缓急轻重和应热应凉、应补应泻之间安危有关，不容稍忽！

胃痛便血

鲍某，男，53岁，住愚园路449号。

初诊：曾经沈成武医师检查，诊断为胃溃疡，该病淹缠已10年。现每日下午在四五时必胸脘作痛，便下黄黑相兼，咳嗽形瘦。治宜益阴清热，止痛凉荣。

处方：乌贼骨八分，大生地八分，左金丸八分，花粉八分，川贝八分，白芍二分，马勃二分，土贝八分，十灰丸八分，陈佛手八分，野蔷薇瓣二分。

上药照四倍配合研末，每服六分，日服5次。用蒲公英四钱，白茅根一两，煎汤送服。

二诊：以前每日下午四五时必定作痛，现在转为不规则的痛，惟痛时较短，面积亦较小，胃纳渐增，但大便尚黄黑相兼，仍照前旨处方。

处方：白芍一钱，炙草一钱，乌贼骨一钱，大生地二钱，花粉二钱，川贝一钱，马勃二分，土贝一钱，十灰丸一钱，陈佛手八分，炙橘白二分，左金丸八分，野蔷薇瓣四分。

上药照五倍配合，共研细末，每服六分，日服5次。用蒲公英四钱，白茅根一两，煎汤送服。

三诊：自服以上两方后，形肉渐丰，胸脘作痛亦愈。病经10年，沉疴渐消，再付一方，俾奏全功。

处方：乌贼骨八分，白芍一钱，炙草一钱，大生地二钱，花粉二钱，川贝八分，马勃二分，土贝八分，十灰丸一钱，陈佛手八分，左金丸八分，枯芩二钱，天麦冬各一钱，野蔷薇瓣四分。

上药照四倍配合，共研细末，每服六分，日服5次。用蒲公英四钱，芦根一两，煎汤送服。

【惕寅注】该病共诊3次，均用末药。因汤者荡也，服后每觉重坠，非久病胃有溃疡者所宜。改用末药，量少次多，渐渐补虚却病，故奏效尚速。

沉寒痼冷

查某，男，32岁，住宜昌路96号。

初诊：由脘至腹，自觉寒冷颇甚，虽暑天额汗淋漓，独腹部不能不盖布被，形体瘦弱，忧愁满面。曾经前医用附、桂、炮姜等达一斤许，未见进步。就诊于余，经详审证情，是为沉寒痼冷，非寻常药物所能胜任。故宗徐洄溪峻药缓用之法，冀其逐渐消除。

处方：养正丹、来复丹、黑锡丹，每日各服一丸，共计三丸，姜枣汤送吞。

二诊：服丸药八日，腹冷颇有减退。惟偏治其阳而不顾其阴，难期速效，所谓"独阳不生，独阴不长也"，当以益阴和阳并进治之。

处方：补中益气丸（包）五钱，干姜、炮姜各五分，大熟地四钱，大红枣五枚，煎汤送前丸。

三诊：症情渐好，惟食少神倦，腹侧伏块，左环跳作酸。再拟益气养血，暖胃健脾，助运和络以治之。

处方：高丽人参七分，大熟地五钱，当归身三钱，良附丸（包）三钱，四神丸（包）四钱，甜冬术三钱，磁朱丸（包）四钱，淡木瓜钱半，怀牛膝钱半，川断三钱，炒谷芽五钱。

四诊：左腿股由腰至腿作酸，动作升降不利，脉软弦。久病之体，依然不断辛勤劳动，气血两亏，不易和养筋络，培补和休养在所必需。

处方：左归丸包四钱，全当归四钱，制首乌五钱，淡木瓜钱半，伸筋草三钱，丝瓜络三钱，杜仲四钱，川断四钱，怀牛膝钱半，补骨脂钱半，怀山药四钱，浮小麦二两，炙草一钱，大红枣五枚。

【惕寅注】服丸药225丸，顽疾得愈。最后嘱以百补全鹿丸常服，使气血增长，热力自生，则健复如恒矣。

气积

俞某，男，57岁，住凤阳路638号。

初诊：患者于2年前冬季发现绕脐压紧，入夜必发，影响睡眠，用手按摩或得矢气乃快。近2个月来，自觉时寒时热，胸次窒塞，便通溲黄，舌白腻，脉弦滑。此为痰湿交阻，气机失调，又感春寒，是为气积。治当疏表理气，助运化滞。

处方：苏梗三钱，前胡三钱，佩兰三钱，白杏仁四钱，枳壳钱半，姜半夏三钱，青皮钱半，广木香一钱，六曲四钱，保和丸（包）四钱，莱菔子（炒）四钱，郁金一钱，泽泻三钱。

二诊：投疏化之剂，寒热已减，绕脐压紧较松，再宗原法。

处方：枳壳钱半，郁金一钱，干菖蒲七分，生紫菀钱半，白杏仁四钱，姜半夏三钱，橘红钱半，苡仁四钱，莱菔子（炒）四钱，保和丸（包）四钱，白蒺藜四钱，泽泻三钱，桑枝一两，陈佩兰（后下）三钱。

三诊：寒热已退，绕脐压紧又有改善，当再从原意增减。

处方：枳壳钱半，橘白钱半，姜半夏三钱，白蔻仁（杵，后下）八分，白杏仁四钱，焦苡仁四钱，越鞠丸（包）四钱，青皮钱半，广木香一钱，楂炭三钱，槟榔尖钱半，莱菔子（炒）四钱，通草一钱，陈佩兰（后下）三钱。

【王秀娟按】 本证为痰湿气滞积于肠胃。胃脉直者，从缺盆下乳夹脐中，故绕脐压紧；湿为阴邪，故入夜则发、压紧乃甚；既有气积，流行不畅，经按摩或得矢气而后舒。气滞不畅则气血不和，又感春寒，致营卫失调，时寒时热，病在气分。曹师认为趁此寒热之时，百脉鼓动，因势利导。所以用苏叶、前胡、佩兰以透邪，杏仁、枳壳以宣肺，姜半夏、莱菔子以化痰，再以疏中之木香、青皮，导积之六曲、保和丸，务使内邪外达、里气疏通。二诊更进以宣肺气之紫菀、杏仁，开中宫之枳壳、郁金、菖蒲，兼以化痰湿之姜半夏、橘红、苡仁、佩兰，导滞之莱菔子、保和丸，大畅中宫气机，是以病乃得安。三诊余邪已去，积滞未净。所以用槟榔、越鞠丸导未净之积，杏仁、苡仁、蔻仁畅上下之气。升降有常，痰湿兼化，其病自愈，此亦曹师治病求通之法也。

湿热赤带

马某，女，33岁，住柳林路15弄3号。

初诊：自诉今春三月间以来，赤带淋漓，子宫下垂，甚至失去收缩技能，小溲亦不禁，且多沉淀，腰部和肛门均觉重滞。参合症情，全由肝肾太亏、湿热过重，宜标本两顾之。

处方：乌贼骨五钱，金樱子三钱，炒川柏三钱，川楝子三钱，粉萆薢四钱，愈带丸五钱，飞滑石（包）四钱，车前子四钱，炒谷芽五钱，鲜荷梗一尺，六曲四钱，白扁豆五钱，金毛脊四钱，白茅根一两。

二诊：服药10余剂后，病证完全消除，再理善后。

处方：炒川柏钱半，炒知母钱半，粉萆薢四钱，车前子四钱，通草一钱，白茅根一两，鲜荷梗一尺，生苡仁四钱，愈带丸五钱。

又服3剂痊愈。

胎产前后痢

刘某，女，22岁，住石门二路154弄8号。

初诊：怀孕五月时病子痫，延今产后未愈。头目眩晕，舌白口淡，胸闷纳呆，腹中胀痛，便行溏黏，里急不畅，小溲尚利，脉来软弦，神疲肢软，一身汗多。虚实并呈，当权衡轻重以治之。

处方：苏梗三钱，乌药钱半，姜半夏三钱，新会皮一钱，广木香七分，大腹皮三钱，楂炭三钱，泽泻三钱，砂仁末八分，枳壳一钱，白蒺藜四钱，煨天麻八分。

二诊：前方去苏梗、砂仁、枳壳、大腹皮、泽泻；加越鞠丸四钱，莱菔子四钱，六一散（包）四钱，鲜荷梗一尺。

三诊：正产十二朝，头晕较好，舌垢渐化，胸腹仍然胀痛，痢滞未减。古人有云产前痢疾延及产后属危候，不可不慎。

处方：前方去越鞠丸、白蒺藜、煨天麻。

四诊：正产十四朝，苔垢已清，头晕亦好，惟便时腹痛，粪尚黄黏，且汗出淋漓，肢软乏力。如此情景，碍难攻克，拟肃清肠胃，取丸散合用，以冀速效。

处方：楂炭一两，砂糖炭二两，共研细末合和，一半为丸，一半为散。再用伏龙肝一两煎汤去渣，将上丸散分次以汤送服。

将及 24 小时，粪下已转干条，胸腹统得和畅，胃气亦见清醒，自觉其病若释矣。丸剂取其直趋而下肠间蕴积，散剂取其散布肠壁而束肠垢，再用伏龙肝汤融和丸散，便得调中化湿之效。

五诊：产前产后痢疾于今四月，甫得转瘥。久病伤脾，当培其本，则积虚自复。

处方：六君子丸四钱，姜半夏三钱，新会皮一钱，炙鸡金四钱，炒谷芽五钱，土炒白术三钱，土炒白芍三钱，浮小麦二两，大红枣五枚。

六诊：产后二十三朝，口淡，纳较前醒，恶露得尽。痢久伤脾，当专力培本。

处方：土炒白术四钱，茯苓四钱，怀山药五钱，白扁豆五钱，炙鸡金四钱，姜半夏三钱，陈棕炭四钱，血余炭四钱，川断四钱，桑寄生四钱，浮小麦二两，大红枣五枚。

服 5 剂。以后每日服六君子丸四钱，分早晚 2 次吞，开水送下，外感暂停。

【惕寅注】子痫起于胎前五月，延至产后，历四月余。病缠日久，脾运大伤，所谓本虚标实，补之则有恶寒、舌垢、腹痛、下痢、溲热、痰湿气滞之邪实存在，攻之则有头晕、神疲、自汗、脉弱、气短、肢软之正虚现象，处方非易。惟念邪实须去，故以化湿滞、调气机、助脾运、虚实两顾之法为主。在第四诊时，投以丸散以除痢病之根株，盖根株一日不尽，则中运元气一日不得恢复。如法投治，奏效颇速。其时若误用芩、连等苦寒攻剂以求速效，则不堪设想矣。至第五、第六诊时，内外俱安，则专力大补脾土，并嘱此后常服六君子丸培其生化之源，以善其后。

医话

庚申大疫之回忆

1920年庚申季夏，吴中大疫，患霍乱者沿门阖境，旋发旋死。业医者，虽废寝忘餐、尽力救护，尚感不及，惕寅等目击惨状，忧心如焚，因商请于先伯父智涵公，考其致病之因，处成应变之方。即日印方配药，分赴城市乡村，竭力抢救，因此而得全活者颇众。此外则制药茶、痧药，以及其他救治方法，供应患者使用。是疫也，救济之效，众口皆称。回忆当年立方，虽仅五纸，然分析周详，立法允当。凡霍乱之轻者、重者、热者、寒者、邪势方盛和元气将脱者均有专方，并皆附以加减斟酌救治，兹分录于后。

夏天贪凉及食物不慎以致上吐下泻，病名霍乱，来势极快，时虑医药不及。因拟治法五种，并附加减和外治，为一时救急之需。若能认清病状，按方照服，自有效益。

1.霍乱之轻者，上吐下泻，或腹痛，或寒热，舌苔白者，在初起之时，宜服此方。

广藿梗三钱，苏梗二钱，制川朴七分（或一钱），淡吴萸三分，姜半夏二钱（或三钱），炒枳壳钱半，建曲四钱，煨木香一钱（或钱半），车前子（包煎）四钱。

另用玉枢丹四分至五分，研末入生姜汁三滴，开水冲，药前先服。

如口渴甚，去川朴、吴萸、苏梗。

如闻药气即吐，去木香、藿梗，于方内加代赭石五钱（煅）。

如恶心不已、舌苔黄者，可加上川连四分（姜制），苏叶一钱。

如腹痛、按之更痛、泻下极臭、舌垢者，须去吴萸，加楂炭三钱，槟榔钱半。

如便泻不停，加煨葛根钱半，白术二钱，泽泻三钱。

2. 霍乱之全是属热者，舌灰腻，或深黄，质边紫红，心中烦热，小溲短赤，水泻黄臭，脉重按数而有力者，宜服此方。

上上川连（姜水炒）七分，淡芩钱半，粉葛根钱半，焦扁豆三钱，银花炭三钱，六曲（包）四钱，赤芍三钱，猪苓二钱，泽泻三钱，枳壳片二钱，大腹皮三钱，莱菔子三钱。

地浆水（掘地三尺，入河水、井水各一半，搅和澄清即成）煎药。再服红灵丹一分或二分，开水调服。

如热极者，行军散一分，开水化服。

3. 霍乱之全是属寒者，呕吐清水，泻下亦清水，肢冷自汗，喜饮热汤，脉细舌白，病未大危者，宜服此方。

桂枝七分，淡吴萸四分，白术片二钱，煨草果钱半，煨木香钱半，干姜炭五分（或七分），泽泻三钱，乌药二钱，公丁香（后下）三分，焦建曲四钱，车前子（包）四钱，焦麦芽（包）六钱。灶心土二两煎浓澄清，以汤代水。

如泻不止，再服肉桂四分或五分（去皮剉末），面粉和丸，用开水送吞。

如手足有转筋之状，加淡木瓜钱半。

4.寒霍乱病重元气欲脱者，吐泻不已，冷汗，频泄，四肢厥冷，脉细软或模糊不显，目陷音低，形肉削夺，舌白，指罗缩陷，顷刻可危者，宜服此方。

高丽参钱半（或二钱至三钱），生於术三钱（或四钱），制附子二钱（或三钱），上肉桂四分（或五分至六分），公丁香（后下）四至五分，淡吴萸四分（或五分），煅牡蛎一两，煅龙骨七钱，车前子（包）五钱，来复丹一钱（或钱半）。浓煎冷服。

5.热霍乱病危元气欲脱者，目眶低陷，音低而哑，形脱汗多，指罗缩陷，大渴恣饮，烦躁失寐，脉数失序，舌黄或灰或腻，唇燥齿干，甚至一身全冷，心中大热，顷刻可危者，宜服此方。

西洋参钱半（或二钱至三钱），麦冬二钱（去心），北五味三分，煅牡蛎一两，茯神五钱，细生地四钱，焦扁豆三钱，白术三钱，浮小麦（炒）二两，车前子（包）四钱，通草一钱。

如舌灰垢厚者，去北五味、细生地。

如舌干红少津者，另用干霍斛三钱（或四钱），浓煎代茶。

孕妇禁忌：如有孕之妇不可闻痧药或闻飞龙夺命丹，并不可服痧药如玉枢丹、红灵丹、辟瘟丹、行军散、来复丹等丸散。

孕妇处方中不可用附子、肉桂、赤芍、车前子、槟榔、枳实、桂枝、丁香、草果等味。

孕妇若用外治方如膏药、末药，均不可放在脐上。

孕妇实在腹痛作泻，可用葱头、生姜、食盐炒热，布包熨之。

如小儿病霍乱与大人同，惟分量须减轻十分之五或十分之六。

夏天免病法：当少吃过凉之味，少吃油腻、难消化之物，少吃糖食，忌水果、油腻同吃。不可露天睡着，且不可背后受风，不可夜卧贪凉。

附内外切要治法：

凡病初起即宜刮痧、提痧，如绞肠腹痛并宜戳痧。

胸膈闷塞，第一要紧闻痧药、吃痧药。

泻下如清水不臭不热者，用回生至宝丹，生姜汁调和置脐上，以大号暖脐膏贴之，外用生姜、葱头炒极热熨之。

腹痛或吐泻，用生明矾如绿豆大者，开水吞七粒或九粒；再以青木香剉末，开水下一钱。

痧气病，忌谷食。

腹痛吐泻，玉枢丹开水下四分至五分。如呕吐甚，入生姜汁三滴。

吐泻均热，心中亦热，须服红灵丹一分至二分，或与玉枢丹同化服。

心中热极者，可服行军散一分，甚至二分。

如闷塞至甚，闻痧药失嚏者，可闻飞龙夺命丹（此系痧症药，并非外科方）。

腹痛如绞，可服辟瘟丹一块，甚者半块或两块。

手足转筋，用桂枝一两，附子二两（或三两），木瓜一两，酒水浓煎，用手巾浸药汁内绞干，手足同时热煨，愈热愈妙，顷刻不停手，以期转缓回阳。

手脚转筋，或用高粱酒、樟脑搅和，隔滚水炖温，用头发团蘸之摩擦。

胸次闷塞，用高粱拌飞面作团子式样，摩擦胸脘。

病愈后须忌口，并谨慎寒暖。

眩晕论治

《素问·至真要大论》"病机十九条"中有"诸风掉眩皆属于肝"之说，惟风有内外之分，肝有虚实之别。外风宜散，内风宜息；肝虚宜补，肝实宜平。又风性善动，肝性属刚，均不宜激，激之则多变。余以为眩晕之证，大都因于虚劳和痰热而形成。如在仁济医院曾治一位刘姓病员，患眩晕6年。有时全身麻木，肢冷汗出，眩晕不已，且致厥，头痛，少寐，寐则多梦，心跳烦躁，入晚则头面轰热，口干而觉淡腻，脉弦而滑。经西医检查为高血压、动脉粥样硬化。余则断为积久操持烦劳，五志之阳夹内风而上扰，风达颠顶，故头痛眩晕不已。此系脏阴亏损、肝阳上亢，兼有痰涎内伏。证既属虚，宜清宜柔，但主要须使心神安定、夜寐得宁，则肝火可平、痰涎可化。故开首二诊以温胆汤为中心，佐以连翘心、远志、灯心、蒺藜、天麻、夏枯草、菊花，并酌加石决明等。连服7剂，虽见小效，寐尚未宁。因此在三四诊时，处方仍守原法，加生地、白芍、鳖甲、龟甲、牡蛎、玉竹等育阴潜阳。至第五次诊治时，据云服药以来，精神愉快，症情渐渐好转。前方加玄参、首乌益肝肾而去其浮游之火。在第六诊时，方循前义，除加磁朱丸外，嘱其每日吞服孔圣枕中丹三钱。嗣后，患者以为自从服用中药以来疗效与过去不同，原来行动很困难，现在可稍事劳动亦无影响，愿意继服原方巩固疗效。于此可征，眩晕之症不外是肝旺阳越，而治肝之法当以育阴潜阳为主。若兼有痰浊，亦只要清化治之，凡辛温刚燥之药均所不宜。

失眠症论治

考失眠之因不一，思虑失眠、心悸失眠、虚烦失眠、遗精失眠、胆虚失眠、血衰失眠、阴虚失眠、水气失眠、痰火失眠，各有其因，各有其治。而近年来所诊失眠症中，大都由于痰火、心悸、血虚三者合病，最为难治，往往不易速效。审其症因，在乎胃气不和、痰火内阻、心神不安、肝阴过亏而致虚阳上亢，血不养肝。患此者，每致经年累月精神不振，对工作有所影响。

今就临证所得，对于此症治疗拟有 3 个方法，随证施用，颇见效益。

1.胃气不和、痰火内阻、心神不安而失眠

北秫米四钱，盐半夏三钱，抱木神四钱，炒枣仁钱半，远志肉钱半，新会皮钱半，生谷芽五钱，芦根一两，竹沥一两，黛灯心五分。

2.体质虚弱，事繁任重，踌躇恐惧

制首乌五钱，黑元参五钱，大白芍三钱，龟腹甲五钱，煅牡蛎一两，炙鳖甲五钱，连翘心三钱，白灯心五分，抱木神五钱。

3.肝阴过亏，肝火内炽，血不归肝

上川连五分，全瓜蒌五钱，盐半夏三钱，杭甘菊二钱，粉丹皮三钱，黑山栀三钱，石决明一两，紫贝齿一两，大白芍三钱，黑元参五钱，料豆衣五钱。

成药用验：当归龙荟丸、万氏牛黄清心丸合剂，服之能清脑热、止头痛、化痰火、消恶梦，使睡眠安稳，屡试有效。

服药量：通宵失眠、晨起头痛脑热者，夜服当归龙荟丸五分至一钱，重者钱半，开水送吞；终宵寐中多梦、刻刻惊醒不安者，夜服万氏牛黄清心丸半粒至一粒，开水化服。

注意：此两种药必须临睡时服，方能有效。另有汤剂则昼服。

禁忌：服当归龙荟丸，如有便溏者须缓服，俟便干后再用，孕妇忌服；牛黄清心丸则孕妇忌服。

治肝痛之成法

脏病之中，肝病为多。盖肝脏体阴而用阳，其性刚，故有将军之称号，喜调达而不喜抑郁，郁则病矣。郁而气滞者有之，随其本体之偏胜，杂以外因之侵袭，则鸱张为患。其见症大都为脘胁胀痛、头晕呕恶、神烦易怒等。就余习用治肝之法，不外疏肝泄肝以解其郁、缓肝疏肝以济其急、柔肝滋肝以养其阴。至于处方用药，去繁从简。如自拟解郁定痛散则适用于肝郁作痛前期，疏和并进，剿抚兼施；润泽散则适用于肝病后期，滋缓同治，子母双调。此为积年经历，颇著效益，兹录于后。

解郁定痛散方：上川连六钱，淡吴萸一钱，醋青皮钱半，醋延胡钱半，白芍三钱，炙草一钱，乌贼骨六钱，贝母二钱。每服一钱，日服 3 次。

润泽散方：制首乌七钱，黑元参五钱，白芍四钱，炙草钱半，乌贼骨六钱，贝母二钱。每服一钱，日服 3 次。

以上二方药味均称净分量，尤须研极细末，服时要慢。

痢疾心得

痢者，古称滞下，按其情实乃内外合病之症也。外则暑湿郁蒸，内则生冷停滞。盖人在霉令暑湿熏蒸之季节，不能保摄脾胃，多食生冷肥腻，致脾胃受困，湿阻食滞。表既不达，里又不和，身热便痢，乃由此而起矣。痢之见症，似脓似血者有之，红白相间者有之，似屋漏水者有之，似鱼冻水者有之。外感、内毒互结不解，形成里急后重、腹痛肛坠之患。治此者，必须辨其表里，审其虚实，别其先后，核其缓急，既不可胶执成方以治病，又不宜坚持成见以应诊。如今夏，始也大雨滂沱，继则火炽高涨，受湿冒暑在所难免，若再饮食不慎，酿成痢疾，意中事也。至于我之治痢，素以分别病情、随证用药为主。欲求临证有备，故酌定数方自立规范，轻重出入则视其病而决其要，分列七项如下：①痢疾初起之化湿解表；②痢疾之湿阻气滞；③痢疾之清热化湿导滞；④痢疾之解表清热；⑤血痢之清热化毒；⑥冷痢之温化升阳；⑦痢疾之血虚生热。

1. 感受时邪，憎寒壮热，腹痛肛急，便行黏凝者，宜以本方调治，外去湿邪，内疏积滞。如带叶苏梗、炙川朴、青皮、六曲、鲜荷叶（去蒂）、前胡、白杏仁（去尖）、广木香、楂炭、鲜佛手、鲜佩兰、姜半夏、甘露消毒丹、莱菔子等。如热度过高而恶寒怕风者，去前胡加大豆卷；如舌白作恶胸闷，可服玉枢丹一分至三分，腹痛加服辟瘟丹一块至两块；如舌黄胸次闷热不堪，轻者服红灵丹一分至一分五厘，重者服行军散一分至三分。

2. 痢疾初起，腹痛肛急，便痢色白，溲少形寒，无形之邪与有形之滞相得为病也，则方用苏梗、白蔻仁（杵）、六曲、莱菔子、青皮、枳壳、楂炭、杏仁泥、广木香、姜半夏、鲜佩兰等。

3. 痢疾烙肛，红白杂下，大孔支急，二便不分，上则胸闷作恶，下则腹痛腹满。用香连丸一钱（分2次吞）、白蔻仁、槟榔尖、莱菔子、广木香、枳壳、红曲、瓜蒌仁泥、淡芩炭、白杏仁、原金斛。如痢下仍不畅，加服脾约麻仁丸三钱至四钱。

4. 内阻湿滞，外感风寒，寒热交作，下痢腹痛之重者，其时脉象弦大，舌苔淡黄，急宜达表和里。宗仲圣葛根黄芩黄连汤及先哲喻嘉言逆流挽舟法以应之。方用柴胡、黄芩、枳壳、生葛根、前胡、黄连、桔梗、薄荷（后下）、白芍、生草、鲜佩兰、鲜荷叶一角（绞下）。

5. 痢下纯血色鲜，次数无度，乃热毒血痢也。则用白头翁、黄柏、黄连、原金斛（打，先煎）、黑元参、麦冬、秦皮、地榆、乌梅、白芍（甘草同炙）、绿萼梅瓣、炒谷芽、煅牡蛎（包）、抱木神。

6. 痢下色赤，瘀晦稀淡，痛则阵阵支急。病此者，由于真阳不足，过嗜生冷，乃致阴寒凝血，酿为赤痢。大都脉来细软，舌质淡红，苔带薄白，尽是脾胃虚寒、血以寒凝、浸入大肠而致肠澼血痢。古人治赤痢，血色紫暗者，每作冷痢治之。方用制附片、炮姜、潞党参、广木香、制於术、炙草、广陈皮、升麻、茯苓、当归（酒炒）、白芍。

7. 痢久伤阴，往往虚坐努责，由于血液不足而生热，故急迫欲便，所谓久坐不得便耳。治宜补血以治本，清热以治标。处方用熟地、制香附、炒黄连、川柏炭、升麻、归身、白芍（甘草同炙）、陈阿胶、枯芩、原金斛（打，先煎）、冬术、石莲肉、糯稻根须。

痢疾必须分证论治。二便不通，由于热结；里急后重，由于气滞。

里急后重，病因有五：①有因火热者，火燥物而性急也；②有因气滞，大肠气壅不得宣通也；③有因积滞者，肠胃有物急堕也；④有气虚者，中气陷下不能升也；⑤有血虚者，津枯肠燥，虚坐努责也。

脉法：脉洪大而实为里实，宜下；脉浮大为虚，慎不可下。

治带下四法

治带方法，不外乎补益、升陷、化湿、逐寒等 4 个类别。能得鉴别正确，随证加减，定有疗效。

1. 补益法：凡带下色白、稀而多者用之。

党参钱半，炙芪一钱，茯苓四钱，炙草一钱，陈皮一钱，苡仁三钱，炮姜一钱，白术钱半，归身钱半。

2. 升陷法：凡带下色白而多、亮如厚浆者用之。

党参钱半，漂白术钱半，当归身钱半，炙升麻五分，柴胡五分，补骨脂钱半，杜仲三钱，金毛脊三钱，桑寄生三钱。

3. 化湿法：凡带下色黄而秽浊者用之。

茯苓四钱，白扁豆四钱，苡仁三钱，山药五钱，莲心五分，川柏钱半，大生地四钱，龟腹甲四钱，粉草薢四钱。

4.逐寒法：凡带下觉冷如清稀水者用之。

炙上芪钱半，当归身钱半，补骨脂钱半，制附子一钱，扁豆衣四钱，怀山药四钱，干姜二片，炙草一钱。

以上四法为我平生治带常用之方，治效颇著，特归纳以作治带规律。

老年体虚者之汗、吐、下代用法

年老及体虚者，有应汗而虑其真气不固，则可以取嚏代之；有应吐而虑其虚阳上冒者，宜以豁痰代之；有应下而恐其气虚下脱者，可以通矢气代之。但有出路则病亦渐解，拘执成法与适应机宜，巧拙不可同日而语也。

产后之三冲、三审、三急

治产后病，必须明解三冲、三审、三急。一曰冲心，败血上逆多死，十难救一二；二曰冲肺，面赤呕逆欲死，十仅全一二；三曰冲胃，饱闷呕恶、腹满胀痛，五死五生。

审新产妇，一审少腹痛与不痛，以征恶露之有无；二审大便通与不通，以征津液之盛衰；三审乳汁行与不行及乎饮食多少，以征胃气之实馁。三急则为产后诸病当推呕吐、盗汗、泄泻为急病。新产之诊疗，大要如此。

阳痿之证治

"独阳不生，独阴不长"，古训昭然。治疗阳痿，一味偏于温补、温热之品，非良计也。有顾姓者来诊，余付以青娥丸三钱，补中益气丸三钱，天冬二钱，煎汤送服，补肾水兼顾肺金，三日而效。

呕吐治验三例

呕吐皆主于胃。胃气强盛，运化正常，则不致呕吐，偶或饥饱寒热失常，亦不易扰动。胃气下虚，则变化不测。或暴伤寒凉，或胃火上冲，或肝气内逆，或痰饮水气聚胸，皆能致呕。故对于呕吐之症，最应详辨虚实寒热，更有虚中夹实、实中夹虚证象，均宜顾其先后缓急以治之。凡此皆古有成法，略不具论。兹就我所经历之不同呕吐病例三则在当时认为难治者，分述如下。

案 1 李某，女，19 岁，康定路 399 号。

来诊时病已两月余，终日胸次堵塞，呕吐黄苦水，身躯转侧不利，腹如裹水，便少溲短，舌白口淡，经检验为结核性腹膜炎。初诊用降逆旋覆代赭汤，再诊用苦降黄连厚朴汤，继诊用疏气越鞠汤。所吐之水秽而有腥味，胸腹之间依然高胀热闷，真所谓攻之不克，达之不及。反复思索，乃用饭灰和蒜泥制成通泄丸，早、中、晚各服一钱，三日后竟得吐止胀消而水利，症遂霍然。

案 2 庞某，男，石门二路 154 弄 7 号。

病噎膈呕吐，已至形肉消瘦，骨立枯槁，神色灰黯，望之凄然，语音低微，几不辨音。上之剧吐由于下之不通，此乃起于胃腑枯燥而至清窍浊窍俱形阻塞。燥则润之，枯则泽之，此亦事物之至理。乃以清热润燥之味投之，如火麻仁泥、瓜蒌仁泥、芦根、竹沥、鲜金斛各一两，均为泻热润滑之品。故得逐次向愈，来寓笑谈。不意数日间误于铃医，欲求强壮之术，服温补大剂，遂以血冒而亡。

案 3 范某，女，12 岁，真如。

姻亲姊妹行携手凭栏，边跳边唱，不意跳跃过高，跃出栏外，自高而坠，双双昏厥。家人急忙送至医院，谓脑已跌伤，先开脑顶。长者手术及半，人已昏逝。幼者不敢再行手术，改请中医治疗。有以镇肝息风用羚羊角、桑叶、丹皮者，有以芳香开窍用牛黄清心丸者，有以透邪达滞用枳实栀豉汤者，均不得效。后由林君介绍余诊，见其症状，神色昏蒙，求食食吐，求饮饮吐，日夜早晚不宁。经余反复研究，即嘱用煅赭石五两煎浓汤三饭碗，分次徐徐饮之，愈少愈妙。服未尽剂即索食，与粥吃两盂，倒头便即沉睡。历一昼夜，听其呼吸调，按之脉搏匀，告其家人毋恐，彼以燥烦多日，神色疲败已极，必待其将息后乃可复常。迄醒，其病若失。

【惕寅注】李案之吐，阻在幽门；庞案之吐，患在胃槁；范案之吐，并在胃翻。当时临证见之，踌躇再四，反复辨证，精心苦思，乃得头绪。予治吐病多矣，当以此三者为最。此外，如苏叶七分，姜川连四分，治暑湿天气霉湿熏蒸作吐；玉枢丹末一分五厘，红灵丹一分，合用治痧秽热闷作吐，均得效如桴鼓。总之，治呕吐之病，不外乎求气机通降复常而已。

阳虚伏饮

张某，男，43岁，住公费医院（住院号30081）。

患者阳虚伏饮。考其病史为早年参加革命，在艰苦奋斗中忍饥耐寒，饮冷卧湿，致初发喘咳。历经疗治未效，其中曾服辛凉化浊、通经搜络之丸剂近80丸，进补气温肾滋腻之剂近百付，仍不瘥。乃入院来治，经西医诊断为支气管哮喘、神经官能症，转予治疗。据他所主诉，头晕耳响，口淡干黏，寐不沉着，寐醒阵咳，痰吐黏沫，味带寒冷，偏左从头部起至左膺连背及腰腿，自觉气窜或上或下，有冲激之势，并感觉麻木、肉瞤、胀痛。望其体格丰腴，面色肌肤晦滞，心情急躁，食不知饥，大便先干后溏，溲色微黄，脉沉而滑，舌中见裂纹，苔垢腻色白。脉症两参，病属久留之伏饮。盖《金匮》云："心下有留饮，其人背寒冷，胁下痛引缺盆，短气而渴，四肢历节痛。"又云："其人振振身瞤剧，必有伏饮。"又考《内经》云："水火者，阴阳之征兆也。""水为阴，火为阳。"足见饮为阴类，火为阳类。致病之由，必其人之气液亏乏，阴盛阳衰，津液凝滞，不能输布，留于胸中，则清者悉变而为浊，不能滋络，恋于经脉，则行者变而为滞。今已见症论，是由阴翳弥漫、水精凝聚、无阳则阴无以化之故。按人身之阳有二：一曰膻中之阳，如离照当坚，织云不掩，膻中阳虚则浊阴上干；一曰肾中之阳，如釜底之火，熟腐水谷，肾中阳虚则釜底无火，物终不熟。阳之有亏，无非六淫之邪从外而侵，七情之志从内而损，内外相因，其病乃成。

惟细揣此病，前医既用攻化温补未能见功，则必有窠囊之痰附于膈间，如贼寇依山傍险，结成巢穴，出没无常。窠囊之说，许叔微论之于前，喻嘉言详之于后，颇有至理。因此，遂予温中化饮、通络和营、疏气调肝。方用淡干姜一钱（五味子五分同打），姜半夏三钱，橘红叶（各）钱半，茯苓四钱，陈佛手一钱，川断四钱，金毛脊四钱，桑寄生三钱，制女贞三钱，肥玉竹三钱，合欢皮四钱，夜交藤四钱，生紫贝齿一两，丝瓜络三钱，冬虫夏草钱半，大腹皮三钱，保和丸四钱，白蒺藜四钱，乌药钱半，青皮钱半，煅瓦楞粉一两等出入。服 50 余剂，诸恙大减。但面色晦滞无华，肾中之阳未振，当从脾肾两顾之法。方用制附子钱半，大生地四钱，菟丝子四钱，沙苑子四钱，西茵陈四钱，川石斛四钱，冬虫夏草钱半，怀牛膝二钱，制於术三钱，茯苓四钱，青皮钱半，煅瓦楞粉一两，川断四钱，金毛脊四钱，木瓜钱半，丝瓜络三钱，肥玉竹四钱，远志肉钱半，甜杏仁四钱，冬瓜子五钱，五味子一钱，陈佛手一钱，橘叶二钱，乌药钱半等。服 20 余剂，面有华色，精神亦振而告愈。

脏躁治验

任某，住淘砂场 27 弄 7 号。

产后八十余日。据诉外表虽似无病，实则全身都不舒服。有时全身抽掣，有时心荡头晕，各药遍尝，毫无效果。经仔细诊察，乃《金匮》所谓脏躁症也。处方用制首乌五斤、冰糖五斤，煎制成膏，每日早晚各服半汤匙，由渐加至早晚各服一汤匙。如法服二月余，即得形转丰腴，眠食胜常，健复如先。查仲景治脏躁用甘麦大枣汤，余用制首乌能坚肾补肝、养血祛风、交合阴阳，冰糖甜蜜可口，调和脾胃以培生化之本，其义则一也。

肝阳上逆昏冒

蔡某，女，35 岁，北京西路 1530 号。

诊时神识模糊，言语错乱。余见其蹙额，知为头痛；

见其渴，知为里热；见其时抚臂腿，知为骨痛。大便不行，小溲亦少，脉则促数无序，重按乏力。系疲劳过度、肝阳上逆、食积痰阻之故。病已六日，曾经医治无效。余用灵磁石四钱，白蒺藜四钱，煨天麻八分以镇肝息风；枳壳钱半，郁金一钱，盐半夏三钱以开郁化痰；楂炭二钱，炒莱菔子四钱以化积导滞；火麻仁七钱，泽泻三钱以通利二便；新会皮一钱，鲜荷梗一尺以利气解暑。服药两剂，二便已通，神志清明而行动如常矣。复诊时尚有叹息、头晕、胃呆等症，是中宫通而未畅之象；至于腰酸肢软，乃虚乏之故。仍与理气平肝为主，用白杏仁四钱，枳壳钱半宣窍理气；六曲四钱，宋半夏三钱助运化痰；煅珍珠母一两，黛灯心五分平肝清心；陈皮钱半，谷芽五钱理气醒胃；川断四钱，桑寄生四钱，扶助体力。再服二剂而愈。此症来势颇凶，余守疏通之法，果然肝阳平而痰浊化矣。

久年头痛

陈某，女，42 岁，住常德路 545 弄 68 号。于 1955 年 2 月 11 日来诊。

据述患头痛已 18 年，经常自服西药治疗，认为习惯性头痛，初不介意，所以从未请过医生诊察。近两年头痛加剧，五月来每痛必吐，口中干，入夜多梦少寐，胸闷纳减，腰脊尽痛，不堪其扰。诊视症状，神形瘦削，脉左弦右滑，两尺微小，苔色黄腻，舌质红绛，断为肾虚肝旺。盖水不涵木则肝阳有升无降，木火炎上则头痛眩晕而呕吐之症作。刑金则炼液成痰、胸闷不畅，侮土则脾不健运、胃纳减退。又况腰为肾府，肾虚则腰脊尽痛。乃用煅瓦楞、煅石决、蒺藜、钩勾、远志、半夏、茯神、连翘、狗脊、萆薢、金斛、灯心等出入加减。连诊 3 次，症情似见好转。至第四诊，乃改用防风、蒺藜、赤芍、磁石、天麻、半夏、远志、茯神、灯心、夜交藤、白杏仁等。第五诊头痛已衰其半，用桑叶、蒺藜、防风、旋覆花、代赭石、沉香屑、远志、茯神、竹沥夏、泽泻、灯心等。第六诊诸恙悉瘥，惟寐欠酣，仍觉体倦力乏，怕动脑筋，要求处方常服。遂疏羌活、熟地、磁朱丸、白蒺藜、茯神、竹沥夏、泽泻、灯心等。从此 18 年头痼疾，竟得霍然痊愈。

【惕寅注】头痛连脑十有八年，当然是久病无实。脉弦滑，苔黄口干，胸闷纳少，多梦少寐，俱见相火有余、上焦痰火壅结之象。如不先事降火化痰、宣通气机而遽用镇静之药以治肝止痛，自不免壅塞愈甚而痛反增剧。要知万病惟求一通，此病宜通不宜塞，宜开不宜闭。故先议降火化痰以治其标，继用平肝祛风以治其本。又因病者每日头痛连脑，按后脑部为膀胱经之所隶，肾与膀胱相表里。故于六诊方内即用羌活、熟地为君，取意借羌活之升散、辅熟地之补阴以舒太阳之经而滋少阴之肾，通彻上下、内外双调以巩固疗效而根除其痼疾。果然其应如响，病者称庆。

石疽

苏某，男，年五十余。

患石疽已八月，发于胸左，溃而不痛，坚硬如石，状如覆碗，恶水常流，不能收敛。自诉此病起于伤寒之后，自觉体力不胜，不愿尝试刀圭，来我处就诊。我见其形肉瘦削，精神疲乏，察其脉弦而少力，尽属气弱不能生血、血虚不能行气。乃曰：此内亏之症，不必外治，只求气血充沛，其疽自敛。若施割治，是重虚其虚也。相约间五日一来诊。以党参、熟地为君，佐以合欢皮、夜交藤、香枣仁、远志、归身、白芍、元参、天冬、沉香曲、茯神、川断、谷芽等。溃疡部搽以平肉生肌散。经五旬余，守定前方不变，竟得溃敛疽消。可见治病无论内外，必须审其虚实，虚则培其本，使抗力强而病患消；实则攻其标，使药力胜而顽疾除。苏君所患，外形虽似实证，内证实为虚象，故用补而获效。

腰腹酸胀

曾某，石门一路大中里150号。

症为右腰至少腹似酸似胀似痛，甚至不能安坐，必起立走动，或稍卧乃定。如是者日作数次，已历两月矣。服中西药一月余，迄未获效。余以两肋侧本肝气出入之道，肝主疏泄，最忌郁遏，危坐时久，气失条畅，加之本属肝旺，是亦应有之象。惟曾君云：服药已久，不愿再尝苦味。乃改用简捷之法，以逍遥丸二钱三分疏其肝，以左金丸七分泻其热。越三日复来，喜形于色，云：吾疾愈矣！

厥疝

王某，年五十九。

往诊时病已七日，形寒身热，神昏，口干，苔白腻，头晕，频呃，咳吐韧痰，便秘溲少，脉大而软。腹前由脐至会阴，从腰至长强，痛苦难堪，腹中有水气声，肋胀，两腿难动，据云曾用伤药内服外敷无效。以口干、苔白、头晕、形寒而论，是风寒外感；咳痰、便闭溲少，则因痰热内蒸；脐至会阴，腰至长强，痛楚不宁，是由督任空虚将成冲疝。《内经》言督脉生病，少腹上冲心而痛，不得前后，为冲疝，其脉之至也。大而虚，积气在腹中，有厥气，名曰厥疝。因即用苏梗、蒺藜、前胡、紫菀、杏仁、枳壳、青皮、木香、白芥子、六曲、山楂、莱菔子及苓、泽等处方，疏表导滞行气为法。复诊时形寒得解，但有水声气胀，两腿不能行动，乃于前方中去苏、菀、芥、青皮、木香、曲、楂、菔子、泽泻，加银红二藤、滑石、芍药、杏仁、土贝、瓜络、青葱等。服后腹痛止，腿能行，惟少腹腰脊尚有微痛，便秘溲赤。表病已解，痰气犹阻，营气未和，仍宜宣达清浊，使气得和畅。于前方仍加入莱菔子、青皮、枳壳、萆薢、六曲、保和丸理气化湿。此方服后，诸恙向愈，惟略有咳嗽。仍用马勃、土贝、青皮、木香、枳壳、陈佛手、忍冬、茅根、萆薢、滑石、金毛脊、杏仁、冬瓜子等，病得痊愈。前后立方，旨在一通，通则不痛，洵不诬也。

鹤膝风外治得愈

患者昔苏州萃英中学校长陈之初之妹，年十三。

体弱羸瘦，禀赋不充，平日好赤足裸膝。于1958年秋，患右膝漫肿不红，酸痛屈伸不利，履地维艰，初起延医治疗无效，月余始来就诊。患者因不耐内服药，坚请外治。检视症状为鹤膝风，此病属足三阴经虚寒，风湿由外袭入，气滞血凝，注于膝而成，图治难求速效。患者既不肯服药，外治更非平凡之剂所可急切图功。因用成方冲和散（炒紫荆皮五两，独活三两，炒赤芍二两，白芷一两，石菖蒲一两五钱，共研细末）六分合玉真散（南星一两，防风一两，白芷一两，天麻一两，羌活一两，白附子一两，研为细末）四分，用温绍酒调敷患处，再用净纸贴没。候干燥后，另用焐药煎汤，并用净布浸渍绞干，更迭趁热熨敷患部，药用乳香、没药、王不留行、羌活、防风等。未及一月，肿退而愈。

【按】本病膝内隐痛属寒胜，筋急屈伸不利属风胜，筋缓作肿属湿胜，如病至严重、上下胻腿枯细则属阴寒深远，为难治。一般治疗，内服忌用攻药，防虚虚成患；外用宜祛风胜湿、温通气血。至单用外治而奏效如此迅速，实出望外。

肠粘连症治验

"肠粘连"是西医病名，中医治疗这种病症是没有经验的，然而不可因文献不载和没有经验而不治。本人初遇这种患者时，均发现于腹部手术之后，觉得无从着手，十分困难。经过反复思索，想到这个病既由外科手术而来，应当从外科手术所引起的影响着想。因思此症所产生的根源不外是伤液、溃疡、红肿、阻气等概念，从而考虑到致病的几个因素，可能是：①肠壁肿胀，肠道狭窄；②肠壁发炎，溃烂而渗水；③肠壁干涩，不得滑润；④肠壁受伤，蠕动阻碍。因此，治疗宜用润滑大肠、理气助运、活血消肿、化湿等药。采用这样的治疗方法果然获效，兹举一病例如下。

董某，男，32岁，住临潼路61号，系鸿翔兴船厂工人。

初诊：曾经腹部手术，旋即脐右胀痛，发作时突然腹中一响，疼痛便作，但得矢气则痛减，大便畅通，医院诊断为横结肠与腰脊粘连。已经三年不做工作，予润滑调气治之。

处方：瓜蒌仁泥五钱，火麻仁泥五钱，青皮一钱半，六曲四钱，宋半夏三钱，车前子二钱，枳壳钱半，炒川楝子三钱，陈佛手一钱，炒苡仁四钱，马勃八分，路路通三钱。

二诊：症状如前。前方减佛手、枳壳、苡仁，加枸橘二钱，醋炒延胡索钱半，蒌、麻仁各增至一两。

三诊：前方加白芍四钱。

四诊：腹痛已四日未作。但润滑剂导致肛门下垂，不得不投鼠忌器。

处方：六曲四钱，宋半夏三钱，广木香一钱，乌药钱半，白芍四钱，甘草一钱，马勃八分，路路通三钱，枸橘二钱。外用秋毫散二瓶，用凡士林调搽。

五诊、六诊、七诊：症状无多大出入，有时寐不甚熟，肢酸乏力，纳食少运。在前方的基础上，去白芍、木香、马勃、六曲、宋半夏；加醋炒延胡索三钱，制香附钱半，五灵脂三钱，川楝子（茴香二分同炒）三钱，保和丸三钱，朱灯心五分，竹茹三钱，川断四钱，桑寄生四钱等。秋毫散停用，因肛门已正常。

第七诊时，又另加散方：白芍四钱，生甘草一钱，青皮钱半，醋炒延胡索三钱，炙鸡金四钱，陈佛手钱半，制首乌四钱。每服五分，一日四次，开水调服。

续集

医案

中风

案1 陈某，女，69岁，张家宅路75号。

初诊：1963年3月6日。高年质弱遇春升木旺气火升浮，乃致头晕作胀，曾经跌仆即引起左手足不能转动，此乃类中之渐。法当息风平肝，化痰和络。

处方：桑麻丸（包）四钱，杭菊二钱，煅石决明一两，白蒺藜四钱，钩勾（后下）三钱，川石斛四钱，白杏仁四钱，陈胆星钱半，竹沥夏三钱，泽泻三钱，秦艽钱半，丝瓜络三钱，桑枝一两，生紫贝齿七钱。

二诊：3月8日。类中，左手足不能动，口干不寐、易怒，便艰溲通，当再息风平肝、化痰和络。

处方：羚羊粉（吞）二分，桑叶三钱，丹皮三钱，杭菊二钱，白蒺藜四钱，钩勾（后下）三钱，白杏仁四钱，竹沥夏三钱，陈胆星钱半，生煅石决明各五钱，白茅根一两，川石斛四钱，桑枝一两，黛灯心五分，炒车前子（包）四钱。

三诊：3月15日。肝木化风上扰，停药五天后，今又见口歪而足挛急，便秘四日，少寐，当再镇肝息风。

处方：羚羊粉（分2次，药汁调服）三分，桑叶三钱，丹皮三钱，杭菊二钱，白蒺藜四钱，钩勾（后下）三钱，瓜蒌仁泥五钱，陈胆星钱半，竹沥夏三钱，芦根一两，黛灯心五分，川石斛四钱，生煅石决明各八钱。

四诊：3月17日。口尚歪斜，脉软弦，足冷，溲数而少，便闭四日，腰酸。心肝阳越不潜，阴虚里热蒸痰所致。

处方：瓜蒌仁泥一两，火麻仁泥一两，白蒺藜四钱，钩勾（后下）三钱，陈胆星钱半，竹沥夏三钱，陈皮钱半，苡仁四钱，杏仁四钱，秦艽钱半，川断三钱，桑枝一两，丝瓜络三钱。

五诊：3月18日。头晕口歪、口干、有痰咳不出，胁背尽痛，二便得调，少寐。肝木偏亢，内风未平。当再息风平肝，化痰和络。

处方：生煅石决明各五钱，桑叶三钱，丹皮三钱，杭菊二钱，白蒺藜四钱，钩勾（后下）三钱，白杏仁四钱，陈胆星钱半，竹沥夏三钱，僵蚕三钱，酒炒桑枝一两，丝瓜络三钱，川石斛四钱，白茅根一两。

另方外焗面颊，不可内服。王不留行一两，落得打一两，僵蚕四钱，全蝎二钱，羌活三钱，防风三钱，苏叶四钱，木瓜五钱。同包煎汤，用毛巾浸药汁热焗面颊口鼻处。

六诊：3月25日。口歪渐正，寐中尚有腿挛，口干，溲黄少，胸闷好太息，大便又五日未行，阴液有损，通降失常，且痰火余焰未尽，当以滋液清降为法。

处方：鲜金斛四钱，鲜芦根一两，淡芩钱半，黑山栀三钱，陈胆星钱半，竹沥夏三钱，僵蚕三钱，钩勾（后下）三钱，瓜蒌仁泥一两，火麻仁泥一两，秦艽钱半，酒炒桑枝一两，通草一钱。

【黄少堂、王秀娟按】患者素体肝旺，又因跌仆而成类中，经治后较有改善，因畏汤药，注射针剂故停服。至十四日晚间忽然口角㖞斜，又来诊疗，仍以平肝息风润腑兼以外焇法，口角得以纠正，再以养阴增液、化痰和络善其后。

案2 毕某，女，76岁。

初诊：1962年12月9日。肝木偏亢，化风上扰，口鼻㖞斜，口唇燥裂，心跳，便通溲数，舌黄。法当平肝息风。

处方：桑麻丸（包）四钱，杭菊二钱，丹皮钱半，白蒺藜四钱，钩勾（后下）三钱，煨天麻八分，连翘心三钱，炙橘白钱半，竹沥夏三钱，朱灯心五分，川石斛四钱，丝瓜络三钱。

二诊：12月6日。口鼻㖞斜、心跳，药后情况好转，惟头晕耳鸣，仍宜宗前旨平肝息风为法。

处方：桑麻丸（包）四钱，黄芩（酒炒）钱半，杭菊二钱，煅石决明一两，白蒺藜四钱，钩勾（后下）三钱，赤芍三钱，酒炒丝瓜络三钱，竹沥夏三钱，僵蚕三钱，朱灯心五分，泽泻三钱，黑山栀三钱，煨天麻八分，酒炒桑枝一两。

【黄少堂、王秀娟按】患者高年易怒，怒则肝旺，化风损络，故突然口鼻歪斜，经服平肝息风方，五剂后歪斜已正，惟有头晕耳鸣未消，故再以泄热化痰立方除其余留之邪。

案3　徐某，男，44岁，仁济医院。

右半体失去知觉，神清而不能语言，好太息，便闭四日，溲赤，脉左寸独大，舌黄垢厚腻。由于痰气郁积而夹湿浊乃致蒙闭清阳，神机失职。当宗芳香宣窍为法，惟体弱病杂之症，在在加意为要。

处方：玉枢丹三分，陈佛手（泡汤，分2次调服）钱半，生紫菀钱半，牛蒡四钱，白杏仁四钱，枳壳钱半，郁金一钱，干菖蒲一钱，楂炭三钱，莱菔子四钱，泽泻三钱，甘露消毒丹（包）四钱，酒炒桑枝一两，丝瓜络三钱。

【黄少堂、王秀娟按】患者在西医诊断为脑栓塞症，惜因师病而不能继续治疗，药后情况未明，今录之以作参考。

案4　李某，女，58岁，淡水路淡水邨6号。

初诊：1963年5月19日。语言謇涩，头晕耳鸣，胸闷纳不知饥，手颤少寐，臂痛脚软，脉弦滑，舌白。由于类中之后，肝木化风未息，痰浊内扰所致。法当息风化痰，清热和络。

处方：桑叶三钱，白蒺藜四钱，煅石决明一两，瓜蒌皮四钱，白杏仁四钱，枳壳钱半，泽泻三钱，酒炒桑枝一两，连翘心三钱，炒枣仁三钱。

二诊：5月25日。类中之后，语强手振，偏右臂痛脚软，带下黄浊，夜寐不酣，肝亢而夹痰也。宜平肝息风，和络化痰。

处方：煅石决明五钱，生紫贝齿五钱，白杏仁四钱，枳壳钱半，陈胆星钱半，竹沥夏三钱，连翘心三钱，远志肉钱半，煨天麻八分，黛灯心五分，酒炒桑枝一两，秦艽钱半，白蒺藜四钱，杭菊二钱。

三诊：5月30日。头晕目眩，语言謇涩，腰背酸痛，少寐脚软，带下黄色，舌中根腻垢、边尚清，心肝火旺而又有积痰为病也。

处方：陈胆星钱半，竹沥夏三钱，杭菊二钱，钩勾（后下）三钱，远志肉钱半，煨天麻八分，生紫贝齿一两，煅石决明一两，秦艽（酒炒）钱半，酒炒桑枝一两，沉香曲四钱，保和丸（包）四钱，僵蚕三钱，白蒺藜四钱。

四诊：6月3日。语謇胸闷、肢软少寐、带下均见改善，舌白腻。肝热乘络，痰气中阻。法当息风化痰，以平肝火。

处方：枳壳钱半，郁金一钱，陈胆星钱半，竹沥夏三钱，远志肉钱半，煨天麻八分，生紫贝齿一两，煅石决明一两，沉香曲四钱，保和丸（包）四钱，白蒺藜四钱，僵蚕三钱，酒炒秦艽钱半，酒炒桑枝一两。

另：人参再造丸一粒，用桑枝一两煎汤化丸服之。

【黄少堂、王秀娟按】患者两年前类中，针灸一年余，尚遗留语謇、手颤等后遗症，经服上方20余剂后，逐渐改善。嘱服人参再造丸，十天获效。

案5 徐某，女，59岁。

初诊：1963年4月8日。昨午卒然头晕，口鼻歪斜，语言謇涩，左半身偏废，有痰咯不出，便溏溲利。证属类中，肝木夹痰上扰为病也。

处方：桑叶三钱，杭菊二钱，白蒺藜四钱，钩勾（后下）三钱，陈胆星钱半，竹沥夏三钱，煅石决明一两，泽泻三钱，酒炒桑枝一两，酒炒丝瓜络三钱，白杏仁四钱，枳壳钱半。

外敷方：咸附子五钱，大生地五钱，同捣如泥，分成两块，扎于两足心处。

二诊：4月10号。据述语言转清、肢麻、二便通利，前方既合其宜，仍以原法增损。

处方：桑叶三钱，杭菊二钱，白蒺藜四钱，钩勾（后下）三钱，陈胆星钱半，竹沥夏三钱，白杏仁四钱，枳壳钱半，酒炒桑枝一两，酒炒丝瓜络三钱，连翘心三钱，白灯心五分。

三诊：4月12日。语言已清，左半身偏废已知觉酸，胸闷口干、淡、苦，有痰咯不出，小便频数。此痰热未化，仍宜理气化痰和络。

处方：枳壳钱半，郁金一钱，橘红钱半，竹沥（入姜汁七滴）一两，陈胆星钱半，竹沥夏三钱，酒炒桑枝一两，酒炒丝瓜络三钱，连翘心三钱，车前子（炒，包）四钱，六曲四钱，炒谷芽五钱。

四诊：4月16日。左腿渐能动，左臂仍然不利，头胀痛，嘈杂胸闷口淡，鼻衄，便溏色深。此乃中气虚弱，不能运痰之象。法当化痰清营，以舒其气。

处方：丹皮三钱，杭菊二钱，桑叶三钱，钩勾（后下）三钱，陈胆星钱半，竹沥夏三钱，连翘心三钱，黑山栀三钱，酒炒桑枝一两，酒炒丝瓜络三钱，白茅根（去心）一两，白杏仁四钱。

五诊：4月21日。嘈杂口干，肢酸，溲利便少，苔厚。当再化痰通络。

处方：连翘心三钱，炒枣仁三钱，橘红钱半，竹沥（入姜汁七滴）一两，酒炒桑枝一两，酒炒丝瓜络三钱，沉香曲四钱，炒谷芽五钱，煅石决明一两。

六诊：4月25日。咽有痰堵，肢酸，胃尚可，嘈杂仍然。当再平肝化痰。

处方：连翘心三钱，白杏仁四钱，川断三钱，沉香曲四钱，煅石决明一两，姜半夏三钱，枳壳钱半，桑寄生五钱，炒谷芽五钱。

七诊：4月30日。头晕，肢软，痰多。此气机未畅，痰浊未化。当再清肺豁痰，以和络气。

处方：连翘心三钱，瓜蒌皮四钱，竹沥夏三钱，炙紫菀钱半，白杏仁四钱，枳壳钱半，川芎三钱，酒炒桑枝一两，煅石决明一两，煨天麻八分，沉香曲四钱，炒谷芽五钱。

八诊：5月6日。服药以来，足已能步，肢酸乏力，嘈杂便少。当再清肺化痰，以和络气。

处方：连翘心三钱，瓜蒌皮四钱，竹沥夏三钱，炙紫菀钱半，白杏仁四钱，枳壳钱半，煅石决明一两，煨天麻八分，酒炒桑枝一两，酒炒丝瓜络三钱，川断三钱，桑寄生五钱，沉香曲五钱，火麻仁泥五钱。

九诊：5月11日。足已能步而少力，肢酸胀已减能知觉，纳佳而尚有嘈杂，便行爽。仍宗清化为法。

处方：白杏仁（杵泥）四钱，枳壳钱半，陈胆星钱半，竹沥夏三钱，煅石决明一两，杭菊二钱，陈皮钱半，苡仁四钱，连翘心三钱，炒枣仁三钱，川芎四钱，桑寄生五钱，沉香曲四钱，火麻仁泥一两。

【黄少堂、王秀娟按】患者心情暴躁，因事而起病，诊断为阳亢痰郁。初诊用外敷法，言语即清；后以清肺化痰而收功。

案 6　吴某，女，35 岁。

初诊：1957 年 12 月 28 日。口眼歪斜，面部麻木。此乃风邪外袭，痰湿内困，脉络失和。当泄风和络。

处方：大活络丹四粒，每天一粒，黄酒化服。

外熻方：羌独活各五钱，防风五钱，蝎尾六只，僵蚕五钱，当归一两，苏叶五钱。上药同包煎汤，用毛巾浸药，稍绞乘热熻㖞斜部分。

二诊：1958 年 1 月 3 日。口眼已正，惟头面肌肤发板。风邪未净，脉络失和。当泄风化痰和络。

处方：全当归三钱，白蒺藜四钱，酒炒赤芍三钱，僵蚕二钱，蝎尾三只，钩勾（后下）三钱，酒炒丝瓜络钱半，木瓜（酒炒）钱半，秦艽三钱，酒炒桑枝一两。

外煸方：王不留行五钱，落得打五钱，苏叶二钱，防风三钱，僵蚕三钱，全蝎三钱，淡木瓜钱半，丝瓜络三钱。上药同包煎，用毛巾浸药汁，稍绞乘热煸面部板紧处。

三诊：1月7日。自觉头面肌肤发板舒展而未消，目干涩。当再平肝泄风。

处方：白蒺藜四钱，赤芍三钱，杭菊二钱，钩勾（后下）三钱，僵蚕三钱，马勃八分，木瓜钱半，丝瓜络三钱，秦艽三钱，伸筋草三钱，酒炒桑枝一两。

外煸方：僵蚕四钱，全蝎三钱，木瓜三钱，丝瓜络三钱，钻地风四钱，苏叶四钱。同包煎汤，用毛巾浸药汁，稍绞乘热煸面颊部。

【黄少堂、王秀娟按】患者为药厂职工，因在厂医室治疗无效，转来就诊，断为外风所侵，故以外煸为主、内服为辅而收效。

【总述】

中风一症，有真中、类中，以及中经络、血气、脏腑之分。其论治则有祛风却痰、养血润燥、补气培元之法，理法具备，实为我人之规范。盖真中虽风从外来，然亦由内虚而外邪得以乘虚而入，前人言之已详，姑不赘论。至于类中之症，自河间主火、东垣主气、丹溪主痰，各具卓见。考《素问·至真要大论》中云："诸风掉眩，皆属于肝；诸暴强直，皆属于风。"所谓东方生风，风生木，木生酸，酸生肝，故肝为风木之胜，且有相火内寄，其性刚，主动主升，所以体阴而用阳；又为藏血之器，主筋之枢，其化源赖肾水以涵之。肺金以肃之，中宫敦阜之土以培之，则刚劲之质为柔和之体，遂其条达畅茂之性，倘精液有亏，肝阴不足，血燥生热，热则蒸津而为痰，使经络阻塞，脉道之气血流畅失常，故偏中者往往半身不遂，此即肝失涵育，相火升动，形成风阳上扰，致头目不清、眩晕跌仆，甚或言语謇涩，神志昏蒙。所以曹师每遇此症，首先平肝化痰为主，而以清金育阴为辅。有时采用外焫法，使气血得以流畅，此即《素问·阴阳应象大论》中"疏其血气，令其调达，而致和平"之意也。

血证

案1 刘某，男，44岁，邮电医院。

初诊：1962年4月13日。痰中带血，有时纯血，晨起更显，已有6月余。纳食尚可而不知饥，便常，无寒热，脉软弦，舌质绛，苔薄腻。此阳络受损，痰气不利。法当养阴润肺，化痰清营。

处方：川象贝各二钱，炒知母钱半，生苡仁四钱，飞中白二钱，枯芩炭钱半，十灰丸五钱，生百合五钱，马兜铃（蜜炙）七分，制首乌五钱，大生地五钱。

上药共研细末，每服五分，日服4次，用下方药汁调服。

又方：瓜蒌皮四钱，甜杏仁四钱，黛蛤散（包）四钱，白石英四钱。煎汤调药末送下。

二诊：5月25日。痰血次数较少，惟晨起依然，痰见黄白不一，无寒热，但病已日久。此肺络受损，再以补肺止血、理气化痰，并宜缓缓图之。

处方：合欢皮四钱，白及片三钱，炒松生地五钱，制首乌五钱，十灰丸五钱，二至丸四钱，枯芩炭三钱，炒知母三钱，麦冬二钱，川象贝各二钱，生百合一两，蚕豆花四钱，百部一钱，马兜铃一钱。

上药共研细末，每服五分，日4次，开水调服。

三诊：6月8日。痰血药后得减其半，仍以原法出入。

处方：阿胶珠三钱，白及三钱，炒松生地五钱，制首乌五钱，丹皮三钱，枯芩炭三钱，二至丸四钱，十灰丸五钱，怀山药一两，川象贝各二钱，麦冬二钱，百部一钱，马兜铃一钱，生百合一两，蚕豆花四钱。共研细末，每服一钱，日三服，开水调服。

四诊：6月29日。痰血已历八月，近七日未完全停止，惟时届暑令，当顾及之。

处方：麦冬二钱，大生地五钱，制首乌五钱，黑元参四钱，白及三钱，川象贝母各二钱，玉泉散四钱，天花粉四钱，二至丸四钱，十灰丸五钱，百部一钱，马兜铃一钱，枯芩炭三钱，生百合一两。共研细末，每服一钱，日三服，开水调服。

【黄少堂、王秀娟按】据西医检查，患者有肺结核史，兼有支气管扩张。晨起咯血，痰中夹见者多，淹缠六个月，转来诊治。诊断为肺络受损，宜于补肺，佐以止血。若以汤剂治疗，恐不能补其不足之处，需以散剂徐徐填补，则可收事半功倍之效。

案 2 曹某，男，36 岁，仁济医院（住院号 13346）。

初诊：1961 年 4 月 15 日。素有哮喘，近三个月来病发不已，咯血满口，色泽鲜红，脉弦数，舌薄黄。此肺气失降而上逆，致血随气升。法当平气凉营。

处方：十灰丸（包）四钱，蚕豆花四钱，炒枯芩钱半，炒知母三钱，生蛤壳一两，白石英四钱，甜杏仁四钱，冬瓜子五钱，灵磁石四钱，杭菊二钱，白芍四钱，黑元参四钱。

二诊：4 月 22 日。痰血均减而未净，且易自汗，并觉面部升火。此气火未平，乃宜清肺平肝法。

处方：煅石决明一两，磁朱丸（包）四钱，炒枯芩钱半，炒知母三钱，十灰丸（包）四钱，蚕豆花四钱，杭菊二钱，决明子四钱，黑元参四钱，白芍四钱，海蛤粉（包）一两，冬瓜子五钱，连翘心三钱，竹卷心钱半。

三诊：4 月 29 日。痰血已除，惟头晕心跳少寐，两腿乏力。此营分受损，肝木未平。当再平肝降火。

处方：连翘心三钱，竹卷心钱半，煅石决明一两，杭菊二钱，怀牛膝钱半，杜仲钱半，桑寄生四钱，决明子四钱，夏枯草三钱，黛灯心五分。

又方：川象贝各二钱，炙橘白钱半，炙鸡金四钱，生苡仁五钱，炒枯芩钱半，十灰丸四钱，马勃一钱，生百合五钱，肥玉竹五钱，制首乌五钱。共研细末，每服五分，开水送服，日服4次。

【黄少堂、王秀娟按】肺主气，心主血，肺为华盖，素有哮喘，肺气失其常度，气升则逆，血随气逆而溢于外，故初诊以清肺平气、凉营化痰而见减；二诊以平肝清心、肃肺化痰而收效；三诊以调理心肝，并嘱以散剂佐之，使宿疾徐徐而化，且佐以培养肺阴，期达安抚之功。

案3 吕某，女，57岁，住温州路127号。

初诊：1963年8月18日。晨起吐血满口，至今未净，舌光口干，便艰溲利，素体阴虚，酷暑扰营。法当清热安血，兼平肝火。

处方：鲜生地（打）一两，煅石决明八钱，黑山栀三钱，盐水炒黑元参四钱，川贝二钱，炒知母三钱，生蛤壳一两，冬瓜子五钱，十灰丸五钱，芦根一两，白茅根一两，碧玉散（包）四钱，鲜荷梗一尺，蚕豆花四钱。

二诊：8月20日。吐血减而未净，便秘二日，舌光口干，溲少。虚阳上扰，当清热益阴两顾之。

处方：生地炭五钱，鲜生地（打）一两，煅石决明八钱，牛膝炭钱半，黑元参四钱，炒知母三钱，川贝二钱，冬瓜子五钱，泽泻三钱，白芍三钱，十灰丸（包）五钱，蚕豆花四钱，生蛤壳一两，碧玉散（包）四钱。

【黄少堂、王秀娟按】患者为一家庭妇女，因操劳过度，适逢天气暴热，致卒然吐血。诊断为酷暑伤营，阴虚阳亢，血迫而逆。故以大剂养阴清热而效。

案4 朱某，女，33岁。

初诊：1963年8月2日。暑热扰营，鼻衄大出，大便三日一行，溲黄。法当解暑清营。

处方：鲜荷梗一尺，碧玉散（包）五钱，煅石决明一两，黑山栀三钱，连翘心三钱，竹卷心钱半，通草一钱，白茅根一两，杭菊二钱，火麻仁泥一两，黑元参三钱，白芍三钱，料豆衣四钱，西瓜翠衣五钱。

二诊：8月4日。鼻衄仍然频频不止，大便未行，暑热伤营，仍宜解暑清营。

处方：瓜蒌仁泥一两，火麻仁泥一两，鲜生地一两，大生地（秋石一钱同拌）五钱，生煅石决明一两，连翘心三钱，牛膝炭钱半，炒枣仁三钱，白芍三钱，料豆衣四钱，黑山栀三钱，白茅根一两，碧玉散（包）五钱，鲜荷梗一尺，玉泉散（包）五钱。

外用方：五倍子、明矾等分研末。出鼻血时，用棉花蘸少许药末塞鼻孔。

【黄少堂、王秀娟按】患者素体血虚肝旺，易于动怒，适逢酷暑之时，情志不节，以致鼻衄甚剧。初诊以清暑凉营而未见其功。二诊时，加重通腑和凉营清热之品，再附以外治法，一剂得效，再剂而愈。

案5 楼某，女，32岁。

初诊：1962年11月20日。少阴不足，阳明有余，齿龈出血且肿，口干苦，肢软乏力。法当养阴清热。

处方：大生地五钱，龟腹甲五钱，天花粉四钱，炒知母三钱，连翘三钱，黑山栀三钱，白芍三钱，料豆衣四钱，白杏仁四钱，竹茹三钱，鲜金斛五钱，白茅根一两，川断三钱，桑寄生五钱。

外用方：大生地五钱，咸附子五钱，同打如泥，扎两足心。

二诊：11月26日。齿龈出血已止，惟龈浮未已，当再宗前法加减。

处方：大生地五钱，盐水炙龟甲五钱，天花粉四钱，炒知母三钱，银花二钱，连翘三钱，白芍三钱，料豆衣三钱，白茅根一两，鲜金斛四钱，川断三钱，桑寄生五钱，乌贼骨五钱，愈带丸（包）五钱。

三诊：12 月 3 日。齿龈浮肿虽见减而有腐状。此少阴未充，阳明之热未撤。再当养阴清热法。

处方：大生地五钱，龟腹甲五钱，天花粉四钱，炒知母三钱，连翘三钱，黑山栀三钱，白芍三钱，料豆衣四钱，白杏仁四钱，竹茹三钱，通草一钱，白茅根一两，川石斛四钱，炙橘白钱半。

外用方：阳和膏两张，贴两足心。

四诊：12 月 15 日。龈肿腐较好，但近日少寐、便艰，此阴分未充，当再益阴清热法。

处方：大生地五钱，炙龟甲五钱，川石斛四钱，炙橘白钱半，天花粉四钱，炒知母三钱，杏仁泥五钱，火麻仁泥五钱，连翘心三钱，竹卷心钱半，通草一钱，白茅根一两。

五诊：12 月 30 日。症状已消，但夜寐未酣、便艰不畅。此肝热痰火上扰为病也。在本宜养阴泄热，在标宜通降痰火。

处方：大生地五钱，炙龟甲五钱，天花粉四钱，炒知母三钱，连翘心三钱，竹卷心钱半，黑山栀三钱，白茅根一两，忍冬藤五钱，六一散（包）四钱，火麻仁泥五钱，瓜蒌仁泥五钱。

【黄少堂、王秀娟按】患者因疲乏过度，且思虑郁结，以致阴分过亏，阳明上逆而见龈血。投以养阴泄热而效。但其间服药断断续续，故延时较长。

案6 陶某，女，66岁。

初诊：1963年2月18日。便少色鲜，所下如注，咳嗽痰沫，全身无力，面色㿠白。气阴大伤，当以培养为法。

处方：党参炭钱半，炙橘白钱半，银花炭二钱，血余炭四钱，土炒白芍三钱，料豆衣四钱，白杏仁四钱，冬瓜子五钱，生蛤壳一两，旋覆花（包）二钱，川断三钱，桑寄生五钱，枣仁炭四钱，生苡仁四钱。

二诊：2月20日。便血已止，惟头晕口干，目糊少寐，神色不振。此高年气血两伤，当培养为要。

处方：党参炭钱半，炙橘白钱半，黑元参钱半，白芍三钱，炒枣仁三钱，远志肉钱半，生蛤壳一两，甜杏仁四钱，银花炭二钱，血余炭四钱，川断三钱，桑寄生五钱，冬瓜子四钱，炒车前子（包）四钱。

三诊：2月25日。高年血去过多，以致面色不华，精神萎软，幸胃纳尚可，当以缓缓培养以图其复。

处方：潞党参三钱，肥玉竹五钱，炒枣仁三钱，远志肉钱半，川断四钱，桑寄生五钱，杜仲三钱，金毛脊四钱，冬瓜皮五钱，炒车前子四钱，淮小麦四钱，川石斛四钱，阿胶珠三钱，血余炭四钱。

上药共研末，每服一钱，日服3次，开水调服。

【黄少堂、王秀娟按】患者年高便血过多，气阴大伤，故初诊以扶气凉营法，血止则以培元为主。三诊因血从气生，且年高气弱，不能重补，所以用散剂缓缓图治，冀其恢复原状。

【总述】

血本阴精不宜动，动则为病，血主营气不宜损，损则为病。盖动者多由于火，火盛则逼血妄行；损者多由于气，气伤则血无依附。动损之因，不外乎七情动其火，积虚而成损，动则伤阳而损则伤阴，如《灵枢·百病始生》中曰："阳络伤则血外溢，阴络伤则血内溢。"究其治法，上从手三阴，下从足三阴，此治血之大概也。然血随气脱则当益气，血去伤阴则当养阴，但处方用药必须兼顾胃气。盖五脏皆禀气于胃，为生化之本。曹师处理血证，火盛者清火，阴虚者养阴，气逆者理气，气虚者益气，然皆顾及其胃气。如十灰丸虽为止血之用，但中有大黄、荷叶二味，能通腑化瘀、升清降浊，可使中宫无潴留之害，生化之源自能入于正常。此老师临床之经验，即我辈学习之规范。

胃病

案1 方某，男，37岁，仁济医院（住院号15993）。

初诊：1961年10月28日。胸脘胀痛兼及腹部，自觉有水，纳干物尚可，若饮稀薄或水则易作吐，或便泄，脉来不振，舌薄滑。病由通降失常，致脾阳胃阴俱形不足。姑从温脾阳、宣中宫、调气化之法合治之，以观动静。

处方：肉桂丸（吞）五分，甜冬术三钱，炙鸡金（春砂仁八分同拌）四钱，六曲四钱，制香附钱半，广木香一钱，九香虫七分，白杏仁四钱，枳壳钱半，五谷虫三钱，莱菔子（炒）四钱，炒车前子四钱，炙橘白钱半，炒谷芽五钱。

二诊：11月4日。自诉胃内积水膨胀，升塞之势较缓，脾阳胃阴不足，转运乏力。

处方：理中丸（包）四钱，制附块七分，枳壳钱半，甜冬术三钱，白蔻仁（杵，后下）八分，炙鸡金三钱，制香附钱半，广木香一钱，六曲四钱，炒车前子四钱，九香虫七分，五谷芽虫（包）三钱，炙橘白钱半，炒谷芽五钱。

三诊：11月11日。胸脘升塞之势较缓，但积水依然鸣响，大便先干后溏、日行 2 次，溲少。气弱而滞，中运未健，当再疏理。

处方：白杏仁四钱，枳壳钱半，肉桂丸（吞）五分，甜冬术三钱，六曲四钱，保和丸（包）四钱，白蔻仁（杵，后下）八分，制香附钱半，广木香一钱，九香虫七分，莱菔子四钱，炒车前子四钱，蟋蟀干五枚，陈麦柴五钱，炒谷芽五钱。

四诊：11 月 18 日。舌转黄，口干淡，胃内积水膨胀，大便先干后溏、日行 2 次。中运转化乏力，致有气阻水积之疾，内服汤剂既有不舒之感。姑拟外治消息之。

处方：王不留行五钱，落得打五钱，乳香四钱，没药四钱，生香附一两，香橼皮一两，生附子五钱，桂枝五钱，皮硝一两。

上药共研末，用生姜五钱，葱白五钱，和蜜调，敷脐腹部，3 天后取去。

五诊：11 月 25 日。舌苔清净，积水之鸣响较减，但尚觉胀满，得矢气乃快。气弱未复，内滞未尽，仍当疏运。

处方：苏梗三钱，制香附钱半，甜冬术三钱，怀山药四钱，白蔻仁（杵，后下）八分，六曲四钱，炙鸡金二钱，枳壳钱半，青皮钱半，广木香一钱，九香虫一钱，陈麦柴五钱，炒车前子四钱，通草一钱。

六诊：12月2日。脉来软弦，舌薄白腻，积水虽去，午后脘腹尚觉饱胀。幸胃纳较前改善，仍以健脾助运为主。

处方：漂白术三钱，肉桂丸（吞）七分，枳壳钱半，郁金一钱，香橼皮钱半，广木香一钱，炙鸡金四钱，陈佛手一钱，九香虫七分，陈麦柴五钱，炒车前子四钱，通草一钱，生香附钱半，炒谷芽五钱。

七诊：12月9日。脉来软弦，舌苔清，脘部午后尚作胀，纳食有增加，便行2次。中气不足，中宫运行未复，扶脾助运还当需要。

处方：漂白术三钱，肉桂丸（吞）五分，广木香一钱，乌药钱半，陈佛手一钱，九香虫七分，炒车前子四钱，白蔻仁（杵，后下）八分，公丁香八分，生香附钱半，六曲四钱，焦谷芽五钱。

【黄少堂、王秀娟按】患者有胃下垂史，曾在1962年7月20日头晕昏倒，入院治疗后，因胃部积水而转中医治疗。经服20剂，虽觉改善，但过服水量呕恶作吐，改用外敷法而效果显著，再进汤剂20剂而病愈出院。

案2 刘某，男，38岁，仁济医院（住院号22544）。

初诊：1962年5月5日。胸闷脘痛连背，睡时多梦，痰吐厚韧，舌薄白。痰气中阻，法当宣豁。

处方：瓜蒌实五钱，薤白头钱半，姜半夏三钱，杏仁三钱，枳壳钱半，郁金一钱，青皮钱半，陈佛手一钱，砂仁末八分，保和丸（包）四钱，六曲四钱，泽泻三钱，炒谷芽五钱。

二诊：5月12日。脘痛已消，惟头晕、目痛、多梦、痰厚。痰气蒸热上扰，当宗通降法。

处方：泽泻三钱，赤苓三钱，生紫菀钱半，杏仁三钱，枳壳钱半，姜半夏三钱，六曲四钱，越鞠丸（包）四钱，苡仁四钱，保和丸（包）四钱，陈佛手一钱，白蔻仁（杵，后下）八分，白蒺藜四钱，煨天麻八分。

【黄少堂、王秀娟按】 患者胸痛由1958年开始，时轻时剧，逐渐出现痰多眩晕等症。曹师诊断为痰气郁结，清阳被阻。经服药七剂后，胸痛得止，后以通降法善其后。

案3 刘某，男，38岁，仁济医院（住院号13419）。

初诊：1961年4月29日。工作时或饥饿时，胸腹部上下胀痛，口干苦腻，头晕多梦，大便时黑时黄，病经年余，脉软弦，舌薄黄。此积劳之后，肝脾失调，气化失司，痰湿郁结。法当疏中化滞，养肝健脾。

处方：乌贼骨六钱，土贝二钱，白芍四钱，炙甘草一钱，陈佛手一钱，炙鸡金三钱，炒枯芩钱半，黑山栀三钱，大生地四钱，制首乌四钱。上药共研细末，每服五分，日服4次，开水调服，食前服。

【黄少堂、王秀娟按】患者经西医诊断为胃溃疡，服末药后，上下胀痛较减，后再二料而得平。

案4 栾某，男，46岁，仁济医院（住院号12156）。

初诊：1961年3月4日。面㿠形瘦，中脘攻痛，左痛则影响右边头晕，右痛则影响左边头晕，自觉口干少液，食干燥之物即觉不舒，上身怕冷，下身觉热，大便干如栗子，脉软弦，舌光绛无苔。可知胃阴肠液均不足，气弱失转运之权。法当养津增液，调气助运。

处方：鲜金斛五钱，鲜芦根一两，大生地四钱，黑元参四钱，瓜蒌仁泥五钱，火麻仁五钱，白芍四钱，料豆衣四钱，焦山药五钱，煅瓦楞粉（包）一两，川断四钱，桑寄生四钱。

二诊：3月13日。脉软弦，舌绛，中脘气攻，时升时降，便通溲利。由于阴亏而有气逆之势，仍需增液求通以畅其气机。

处方：大生地五钱，麦冬二钱，金石斛五钱，鲜芦根一两，青皮钱半，煅瓦楞粉（包）一两，白芍（甘草一钱同炙）四钱，川断五钱，焦山药五钱，白扁豆四钱，炙鸡金二钱，炒谷芽五钱，瓜蒌仁泥四钱，火麻仁泥四钱。

三诊：3月25日。得食中堵，烦则气逆，即觉周身不舒，左腰肋尤甚，大便不畅。积劳之躯，气化运行未复其常。

处方：瓜蒌仁泥四钱，火麻仁泥四钱，煅瓦楞粉（包）一两，沉香屑（冲）四分，炙鸡金（春砂仁末八分同拌）四钱，炒谷芽五钱，白芍（甘草一钱同炙）四钱，川断四钱，桑寄生四钱，制首乌四钱，大生地五钱。

四诊：4月1日。就症象言尚合机宜，惟体力素亏，须时时留意调治之。

处方：甜冬术钱半，焦山药四钱，制首乌五钱，大生地四钱，白芍（甘草一钱同炙）四钱，乌药钱半，煅瓦楞粉（包）一两，沉香屑（冲）四分，川断四钱，桑寄生四钱，炙鸡金（砂仁末八分同拌）四钱，炒谷芽五钱。

五诊：4月8日。素体亏乏，动则头晕，寐不沉着，兼有遗溲。由于肝脾积乏已久，气化不易调匀。当宗前旨增损。

处方：甜冬术三钱，焦山药五钱，肥玉竹五钱，黑元参四钱，白芍四钱，乌药钱半，陈佛手七分，炙鸡金（砂仁末八分同拌）三钱，川断四钱，桑枝一两，炒谷芽五钱，橘络钱半，白蒺藜四钱，煅石决明五钱。

六诊：4月29日。失眠较好，遗泄次数见少，二便如常，体力略见好转，脘次仍有痉挛，左肋甚通。就病情体质，当以清肝热调气化。

处方：左金丸钱半，白芍（甘草一钱同炙）四钱，青皮钱半，陈佛手一钱，枳壳钱半，沉香屑（冲）四分，炙鸡金四钱，焦山药五钱，制首乌一两，大生地五钱。

上药共研细末，每服一钱，日3次，开水调服。

七诊：6月17日。脉软弦滑，近八九日来，每有低热往来；腹中气攻，兼及右腹角，得矢气乃快。此乃时及霉令，痰湿扰于上，致气化不畅，秽浊失通降之常，且体力薄弱之质，故多变迁。仍宗疏中通降法。

处方：宋半夏三钱，陈皮一钱，陈佛手一钱，春砂仁末八分，瓜蒌仁泥四钱，火麻仁泥四钱，红藤五钱，土贝二钱，台乌药钱半，广木香一钱，白蒺藜四钱，赤芍三钱，六曲四钱，保和丸（包）四钱。

八诊：6月24日。舌根垢腻，口淡，低热往来、隔日而作，胸腹气攻未除。据症状本质相参，诸恙都是气弱转输乏力。当由渐进而调养之。

处方：吉林人参须一钱，制首乌四钱，炙鳖甲四钱，地骨皮三钱，陈皮钱半，土贝二钱，火麻仁泥五钱，瓜蒌仁泥五钱，怀山药五钱，乌药钱半，川断四钱，桑寄生四钱，六一散（包）四钱，煅瓦楞粉（包）一两。

九诊：7月15日。脉弦而少力，舌前半清、根尚腻，气弱则滞留，留则通降失常，致为痛为痉挛，得通得润，即可缓解，故非攻泻所宜也。仍宗调气助气，益阴润滑法。

处方：吉林人参须五分，新会皮钱半，制首乌四钱，怀山药五钱，火麻仁泥五钱，瓜蒌仁泥五钱，台乌药钱半，煅瓦楞粉（包）一两，川断四钱，桑寄生五钱，白芍四钱，料豆衣四钱，六一散（包）四钱，鲜荷叶一角。

十诊：7月29日。进扶正托邪法，现在情况虽见好转，但素体脾肾两亏为主因，此后调治当守脾肾为主要。盖肾为先天，脾为后天，两者得和则阴平阳秘，体乃健矣。

处方：吉林人参须一钱，陈皮一钱，大生地四钱，制首乌四钱，白芍四钱，炙甘草一钱，麻仁泥二钱，瓜蒌仁泥二钱，台乌药钱半，煅瓦楞粉（包）一两，川断四钱，桑寄生四钱。

十一诊：8月12日。脉软弦、左为甚，舌前半清、根尚黄，脘腹气胀围腰，便通溲黄，纳食尚佳。由于素体气弱，转运乏力，着凉即易凝聚作胀，乃致反复为病。当从本治，须湿化而无助于火，益阴而无碍于气。

处方：潞党参钱半，制首乌五钱，甜冬术三钱，大生地五钱，川石斛四钱，白芍四钱，川断五钱，桑寄生五钱，台乌药钱半，橘白钱半，炒谷芽五钱，良附丸（包）三钱。

【黄少堂、王秀娟按】 患者经西医检查，诊断为胃溃疡、胃液减少症。据述已有数年，服香燥之剂甚不舒。初诊时面甿形瘦，舌绛无苔，便艰难下，卧时上身须盖被，下肢须露脚，上身不盖即感冒，下肢不露即遗泄。曹师诊断为阴液不足，肝阳易亢，气分不充，气机失常。进以养津滋液，理气润腑之剂。舌质逐渐生苔，大便较润，胃纳由渐转佳，惟中途适遇霉令天气蒸郁，体弱不胜而发现低热，虽进疏化之剂较减，但淹缠不退，更用扶正托邪法，热退而各种情况好转，随后以脾肾两补法，由渐而复，但食硬物尚觉不舒，过劳亦感不适，可知脾肾之受损，非短时内可以复其常。

案 5 徐某，男，41 岁，仁济医院（住院号 20246）。

初诊：1962 年 2 月 24 日。嘈杂善饥，得食饱胀，神疲嗜卧，咳痰白厚，溺黄浑，脉弦滑，舌边绛，苔滑腻。由于痰火内扰，气机失司，法当泄热豁痰。

处方：黄连七分，全瓜蒌五钱，竹沥夏三钱，杏仁三钱，枳壳钱半，郁金一钱，青皮钱半，苡仁三钱，粉萆薢四钱，六曲四钱，保和丸（包）四钱，炒车前子（包）四钱，通草一钱，石决明一两。

二诊：3月4日。嘈食善饥，得食饱胀，得嗳得矢乃快；神疲好睡，痰吐黑韧，多梦，头胀晕。此胃不和而肝气旺，相火偏盛而蒸痰。法当清肝泄热，佐以理气。

处方：龙胆泻肝丸（分2次吞）三钱，全瓜蒌五钱，竹沥夏三钱，朱连翘三钱，枳壳钱半，郁金一钱，青皮钱半，煅瓦楞粉（包）一两，沉香曲四钱，保和丸四钱，广木香一钱，炒莱菔子四钱，粉萆薢四钱，炒车前子（包）四钱。

三诊：3月11日。症情大致稳定，但寐仍不佳。当专力和胃，俾可阴复得寐。

处方：远志肉钱半，盐半夏三钱，磁朱丸（包）四钱，连翘心三钱，枳壳钱半，青皮钱半，煅瓦楞粉（包）一两，莱菔子四钱，广木香一钱，台乌药钱半，沉香曲四钱，粉萆薢四钱，炒车前子四钱。

【黄少堂、王秀娟按】患者肋痛病日久，西医诊断为慢性肝炎，后经治疗较好。但近两个月来善饥嘈杂，得食饱胀，转中医治疗。曹师认为，胃中积痰蒸灼，升降失司，遂以金匮小陷胸法加味治之而效。

【总述】

胃为水谷之海，后天之气也，所以胃气为养生之主。胃强则健，胃弱则衰；有胃气则生，无胃气则死。是以医家必当以胃气为先。但胃病之症，不可不详察，有寒伤、热伤、暴病、久病、虚证、实证、虚实交并之类。如人以生冷瓜果而伤胃气，或食滋腻辛辣而又嗜酒停滞中宫，运用温中祛寒及攻滞消导泄热之品，尚可收效。但七情内郁，饥饱失时，起居失节，引起胃病，在临床时须观察在胃在脾。因脾胃皆属于土，胃为阳土，脾为阴土；胃主受纳，脾主运化。一纳一运，化生精气以养五脏，若失调和则纳而不降、运而不升，如叶氏云"纳食主胃，运化主脾，脾宜升则健，胃宜降则和"，又云"太阴湿土，得阳始运，阳明燥土，得阴自安"。且脾喜刚燥，胃喜柔润，然而往往在错综复杂之中，胃阴虚而兼及脾阴之证亦屡见不鲜。上列栾某之案，病患已久，一派津液枯槁，用甘寒润腑法而得见效，后以助运养阴而收功。又方某一案，胃不降而脾失运，专以扶脾理气而获效，于是明确了经旨所谓"必伏其所主，而先其所因……可使气和，可使必已"。

肝病

案 1 郝某，男，53 岁，仁济医院（住院号 21218）。

初诊：1962 年 4 月 7 日。头晕耳鸣，目有红丝，口干黏，喉间有痰，咯吐不爽，纳食尚可，便通溲利，脉弦而滑，舌黄。此肝阴不足，木火易于升浮之象。法当平肝泄火为主。

处方：煅石决明一两，煨天麻八分，杭菊二钱，丹皮二钱，白蒺藜四钱，朱连翘三钱，瓜蒌皮四钱，竹沥夏三钱，白杏仁三钱，枳壳钱半，竹茹半钱，夏枯草四钱，杜仲钱半，桑寄生四钱。

二诊：4 月 14 日。脉弦而滑，舌黄，目有红丝，头晕耳响，口干寐醒为甚，咯痰不利。肝木炽而扰及心阳，当以泄热平肝法。

处方：桑麻丸（包）四钱，白蒺藜四钱，杭菊二钱，煅石决明一两，灵磁石四钱，黑山栀三钱，白杏仁四钱，竹沥夏三钱，煨天麻八分，杜仲钱半，桑寄生四钱，夏枯草四钱，瓜蒌皮四钱，丹皮钱半。

三诊：4 月 21 日。目有红丝已退，头晕耳鸣较有改善，纳尚可，痰少，脉弦，舌薄。此木火虽制而余风未息，仍宜原法增损。

处方：煅石决明一两，灵磁石四钱，白蒺藜四钱，煨天麻八分，宋半夏三钱，六曲四钱，白杏仁三钱，枳壳钱半，川断四钱，桑寄生四钱，乌药钱半。

【黄少堂、王秀娟按】患者因工作宵衣旰食，致患晕眩之症而入院。此断为肝阴被劫，木火乘势夹痰而上升，故以平肝泄火之剂而收效。

案2　周某，男，43岁，仁济医院（住院号21486）。

初诊：1962年3月24日。肝主筋而为藏血之器，目得血而能视，筋得血而能舒，今多视目涩，起立则足跟痛，脉软弦，舌净，此血液不足明矣。当培水以涵木，养血以柔肝。

处方：制首乌五钱，大生地五钱，炙龟甲一两，六味地黄丸（分2次吞）四钱，杜仲钱半，金毛脊四钱，川断三钱，桑寄生四钱，连翘心三钱，竹沥夏三钱，炒车前子（包）四钱，炒谷芽五钱。

二诊：3月31日。药后已能起床步行，惟尚觉隐痛，目涩未减，此亏损已久，仍宜培养。

处方：六味地黄丸（分2次吞）四钱，盐水炙龟甲一两，制首乌四钱，大生地四钱，金毛脊四钱，粉萆薢四钱，忍冬藤五钱，白茅根一两，杜仲钱半，桑寄生四钱，连翘心三钱，竹沥夏三钱，冬瓜皮五钱，泽泻三钱。

【黄少堂、王秀娟按】患者自外埠来沪，因足跟痛不能行走，卧床则适，故要求住院。服中药七付后，即能起床行动。故二诊后即出院回去，并嘱其服六味地黄丸数月以固其本。

案3　陈某，男，42岁，仁济医院（住院号21014）。

初诊：1962年2月17日。"肝为罢极之本，其充在筋"。今精神疲乏，一身无力，周身觉胀，头晕耳响，目珠发干，少寐心荡，胃能食而纳不多，有时肋痛，便溏溲黄，脉软弦无力，舌根剥苔两小块。此由疲劳过度，肝阴被劫，风阳上升，木气横逆。法当养肝之质，抑木之用。

处方：白芍（甘草一钱同炙）三钱，川石斛四钱，天冬二钱，炒枣仁三钱，远志肉钱半，煅石决明五钱，料豆衣四钱，甜冬术三钱，炙鸡金（砂仁末八分同拌）二钱，陈佛手一钱，川断三钱，桑寄生四钱，乌贼骨六钱，土贝二钱。

二诊：2月24日。舌根剥有好转现象，少寐心荡较好，纳食见醒，大便先干后溏，惟头晕目干疲乏依然。此肝体未充，阴液不足所致。当再益阴以复其所虚。

处方：甜冬术三钱，白芍（甘草一钱同炙）三钱，川石斛四钱，天冬二钱，炒枣仁三钱，远志肉钱半，陈佛手一钱，炙鸡金（砂仁末八分同拌）二钱，磁朱丸（包）四钱，金毛脊四钱，乌贼骨六钱，土贝二钱，炒谷芽五钱，桑寄生五钱。

三诊：3月3日。脉来较前有力，舌剥平而无苔，寐不沉着，动则心跳，神疲乏力，大便见溏。此阴虚损及脾阳，气失升降。当再柔肝健脾。

处方：甜冬术三钱，制於术三钱，天冬二钱，白芍三钱，炒枣仁三钱，远志肉钱半，陈佛手一钱，炙鸡金（砂仁末八分同拌）二钱，乌贼骨六钱，土贝二钱，川断三钱，桑寄生五钱，煅石决明一两，制首乌五钱。

四诊：3月10日。脉来有力，舌已生苔，目珠夜来仍觉干涩，寐尚欠沉着，纳尚佳，便亦干但有时仍溏，神疲肢软已有改善，仍宜益阴培土。

处方：制首乌五钱，带心天冬二钱，制於术四钱，白芍二钱，炒枣仁三钱，远志肉钱半，陈佛手一钱，炙鸡金（砂仁末八分同拌）二钱，乌贼骨六钱，土贝二钱，川断三钱，桑寄生四钱，白蒺藜四钱，煅石决明一两。

【黄少堂、王秀娟按】患者病已两年，时轻时剧。进院检查，诊断为精神官能症。服中药治疗，经四诊服 20 余剂而得效。后至外地疗养院休养三个月，再来上海要求处方回原单位陆续服药以期巩固。

案 4 易某，女，45 岁，仁济医院。

初诊：1961 年 7 月 15 日。自诉头痛晕偏右连脑，耳响目花，左肢麻木，夜寐多梦，脉弦而滑，舌薄。此肝木化风，痰热内阻。法当平肝泄风，化痰清热。

处方：石斛夜光丸（分 2 次吞）二钱，桑麻丸（包）四钱，丹皮钱半，杭菊二钱，白蒺藜四钱，钩勾（后下）三钱，生紫贝齿一两，煅真珠母一两，连翘心三钱，朱灯心五分，竹沥夏三钱，六一散（包）四钱，荷梗一尺，桑枝一两。

二诊：7 月 22 日。药后诸恙均止，惟胃知饥而食后饱胀。此肝风虽息而脾运未健，再宜柔肝助运。

处方：桑叶三钱，杭菊二钱，白蒺藜四钱，姜半夏三钱，枳壳钱半，青皮钱半，保和丸（包）四钱，莱菔子四钱，炒车前子（包）四钱，荷梗一尺，黛灯心五分。

【黄少堂、王秀娟按】患者之病年发一二次，今发较前更剧。经服药五剂后，诸恙得安。惟食后作胀，故在二诊时予和胃助运法。

案 5 高某，男，36 岁，仁济医院（住院号 13784）。

初诊：1961 年 4 月 29 日。头晕耳响，口干，脘闷不畅，右肋痛、按之似胀，有时腹痛，便通溲利，病已年余，脉弦，舌根黄。此肝脾同病，当调理之。

处方：煅石决明五钱，杭菊二钱，川石斛四钱，炙橘白一钱，炙鸡金二钱，陈佛手一钱，青皮钱半，煅瓦楞粉（包）一两，炒车前子（包）四钱，通草一钱，川断四钱，桑寄生四钱。

二诊：5 月 6 日。症如上述，仍宜调理之。

处方：原方去川石斛；加竹茹钱半、春砂仁八分。

三诊：5 月 13 日。脉软弦，舌根黄，头晕、胸痞、肋痛均见减轻。惟昨日多语多动，又觉不舒，可知肝木被扰，希静摄为要。

处方：煅石决明五钱，竹沥夏三钱，枳壳钱半，白杏仁四钱，青皮钱半，煅瓦楞粉（包）一两，陈佛手一钱，炙鸡金（砂仁末八分同拌）四钱，通草一钱，炒谷芽五钱，川断四钱，桑寄生四钱，合欢皮四钱，白灯心五分。

四诊：5 月 27 日。右肋痛虽减但波及左肋，胸次不畅，大便先干后溏，溲黄，入夜两足心热。仍宜疏肝理气，佐以益阴。

处方：青皮钱半，广木香一钱，白杏仁四钱，枳壳钱半，煅瓦楞粉（包）一两，沉香曲四钱，陈佛手一钱，炒谷芽五钱，通草一钱，橘白一钱，川断四钱，桑寄生四钱，合欢皮四钱。

五诊：6月3日。左肋胀痛，胸次不畅，大便先干后溏，腹觉气攻，仍宜平肝调气。

处方：青皮钱半，白蔻仁（杵，后下）八分，枳壳钱半，煅瓦楞粉（包）一两，朱灯心五分，沉香曲四钱，陈佛手一钱，炒谷芽五钱，川断四钱，桑寄生五钱，合欢皮四钱，左金丸（吞）钱半。

六诊：6月10日。两肋胀痛较轻而未止，胃纳不佳且不知饥，腹外侧气攻。素体肝旺，中运失输。仍当疏气泄肝法。

处方：左金丸（分2次吞）二钱，青皮钱半，白蔻仁（杵）八分，枳壳钱半，煅瓦楞粉（包）一两，陈佛手一钱，六曲四钱，炒谷芽五钱，川断四钱，桑寄生四钱，黑山栀三钱，通草一钱，冬瓜皮七钱，川牛膝钱半。

七诊：6月17日。肋痛腹胀逐渐好转，大便由溏转干。肝旺有素，脾运被克。当再抑木扶土法。

处方：醋炒青皮钱半，煅瓦楞粉（包）一两，左金丸

（分2次吞）二钱，陈佛手一钱，白扁豆四钱，焦山药四钱，六曲四钱，炒谷芽五钱，川断四钱，桑寄生四钱，黑山栀三钱，通草一钱。

八诊：6月24日。胁痛已渐消失，惟腹部至下午微微作胀，仍当以疏气助运。

处方：左金丸（分2次吞）二钱，醋炒青皮钱半，煅瓦楞粉（包）一两，枳壳钱半，陈佛手一钱，白扁豆四钱，怀山药四钱，乌药钱半，大腹皮三钱，六曲四钱，炒谷芽五钱，川断四钱，桑寄生五钱。

九诊：7月1日。胃纳已佳，腹痛仅有时尚有微觉，大便间有溏薄。此肝阳未平，脾弱未复。当宜调气健脾为法。

处方：醋炒青皮钱半，煅瓦楞粉（包）一两，枳壳钱半，陈佛手一钱，乌药钱半，怀山药四钱，白芍四钱，料豆衣四钱，川断四钱，桑寄生四钱，六曲四钱，炒枣仁钱半，朱灯心五分。

【黄少堂、王秀娟按】患者病已年余，经西医诊断为慢性肝炎，治疗后胁痛已止，精神胃纳均佳，因事回单位，所以未做调养。两个月后来信介绍病人就诊时，谈及患者已恢复工作。

案6 刘某，男，50岁，仁济医院（住院号13734）。

初诊：1961年3月4日。两肋痛以右为甚，纳不知饥，便通溲黄，脉弦，舌腻。考两肋本为肝气出入之道，当以疏气平肝为法。

处方：白蔻仁（杵）八分，枳壳钱半，青皮钱半，煅瓦楞粉（包）一两，左金丸（吞）一钱，陈佛手一钱，冬瓜皮五钱，通草一钱，川断四钱，酒炒桑枝一两。

二诊：4月13日。脉弦，肋痛左止而右尚存，大便溏结不定，溲利。前法得效，当再按原意增损。

处方：白蔻仁（杵）八分，枳壳钱半，青皮钱半，延胡索钱半，淡芩二钱，煅瓦楞粉（包）一两，冬瓜皮七钱，炒车前子（包）四钱，六曲四钱，陈佛手一钱，赤芍三钱，桑枝一两。

三诊：3月18日。肋痛渐渐平和，惟昨宵又作。此肝逆未平，当再平肝和络。

处方：白芍四钱，炙草一钱，青皮钱半，延胡索钱半，煅瓦楞粉（包）七钱，沉香曲四钱，砂仁末八分，佛手花一钱，川断四钱，桑寄生四钱。

四诊：3月25日。肋痛已和，惟便行溏薄，溲利，脉软弦，舌薄。此脾运不健，当健脾抑木。

处方：白芍三钱，白术三钱，白蔻仁（杵）八分，枳壳钱半，青皮钱半，六曲四钱，冬瓜皮七钱，炒车前子（包）四钱，陈佛手一钱，大腹皮三钱。

【黄少堂、王秀娟按】患者发病20余天，住院检查，肝功能尚佳，经中药治疗10余剂而痛止。因便溏，服第四诊健脾方后而告愈。

案7 潘某，男，53岁，仁济医院（住院号16269）。

初诊：1961年8月5日。舌黄口干苔黏，脉弦，语言吃力，神疲，行步上重下轻，头部怕热，上身汗多，胃纳无味。"上升之气，自肝而出"，肝阴不足，风阳夹痰上扰，法当平肝泄风。

处方：生紫贝齿一两，煅石决明一两，竹沥夏三钱，煨天麻八分，碧玉散（包）四钱，荷梗一尺，陈皮钱半，苡仁四钱，杭菊二钱，桑麻丸（包）四钱，黑元参四钱，白芍四钱。

二诊：8月12日。行步摇摇欲坠之势较好，汗止。惟语言吃力，口干黏，便通溲黄，脉弦，舌黄。此风阳未平，痰浊未净。仍当投前旨增损。

处方：煅石决明一两，煨天麻八分，竹沥夏三钱，桑麻丸（吞）四钱，陈皮钱半，杭菊二钱，黑元参四钱，白芍四钱，白杏仁四钱，碧玉散（包）四钱，荷梗一尺。

三诊：8月19日。行走、语言均有改善，口干未已，脉软弦，舌薄。风阳虽息而阴分不足，当滋阴以潜阳。

处方：炙龟甲五钱，大生地四钱，制首乌三钱，黑元参三钱，白芍四钱，煅石决明七钱，竹沥夏三钱，橘白钱半，料豆衣四钱，杭菊二钱，炙鸡金（春砂仁末八分同拌）四钱。

【黄少堂、王秀娟按】患者五日前因注目多视，猝然晕跌，头眩目黑。入院治疗，服药14剂而愈，在三诊后即出院。

案8 赵某，男，41岁，邮电医院。

初诊：1962年6月1日。脉弦而少力，舌黄，右肋痛，胃纳欠佳，平素易于腹鸣便溏、日二三次，溲黄，一身疲乏。此乃肝木克土之证，多以平肝助运为法。

处方：青皮钱半，煅瓦楞粉（包）一两，左金丸（吞）一钱，赤芍三钱，焦白术三钱，怀山药四钱，煨木香一钱，乌药钱半，赤苓三钱，炒车前子（包）四钱，川断四钱，桑寄生四钱，炒谷芽五钱，陈佛手一钱。

二诊：6月8日。脉软弦，舌薄黄，右肋痛较轻，腹鸣便溏，溲黄，一身疲软。肝亢脾弱之躯，当调气助运。

处方：白芍三钱，白术三钱，炮姜炭一钱，焦山药四钱，煨木香一钱，乌药钱半，炙鸡金四钱，陈佛手一钱，川断三钱，桑寄生四钱，炒车前子（包）四钱，炒谷芽五钱，茯苓四钱，泽泻三钱。

三诊：6月15日。脉弦而少力，舌中根微白，腹鸣便行转干而次减，溲利，肢力较强，中运转输尚嫌不足，当再调气助运。

处方：焦白术四钱，怀山药四钱，香橼皮钱半，煨木香一钱，炙鸡金春（砂仁末八分同拌）四钱，青皮钱半，煅瓦楞粉（包）一两，陈佛手一钱，朱赤苓三钱，川断四钱，桑寄生四钱，橘络二钱，丝瓜络三钱，炒车前子（包）四钱。

四诊：6月22日。脉弦，舌中根薄黄，便常溲利，肋痛未觉，少寐。中运渐复，惟素体亏乏，当再按原法增损。

处方：甜冬术三钱，枳壳钱半，煨木香一钱，春砂仁末八分，青皮钱半，煅瓦楞粉（包）一两，沉香曲四钱，宋半夏三钱，炒车前子（包）四钱，益元散（包）四钱，茯神四钱，左金丸（吞）一钱。

五诊：6月29日。近三日来绕脐痛，便通夹黏，溲黄，脉弦，舌中根黄。中运虽见渐复，但气化尚未和洽。当再调理之。

处方：炙橘白钱半，生苡仁四钱，茯苓四钱，怀山药四钱，香橼皮钱半，广木香一钱，青皮钱半，煅瓦楞粉（包）一两，炒车前子（包）四钱，六一散（包）四钱，炙鸡金（春砂仁末八分同拌）四钱，炒谷芽五钱，川断四钱，桑寄生五钱，左金丸（吞）一钱。

六诊：7月6日。脉弦，舌黄罩白，有时好太息，便通溲利。仍宜调气助运。

处方：漂白术三钱，枳壳钱半，广木香一钱，春砂仁末八分，青皮钱半，煅瓦楞粉（包）一两，六曲四钱，炙鸡金四钱，宋半夏三钱，炒车前子（包）四钱，茯神四钱，通草一钱。

七诊：7月13日。诸恙已平，惟阴虚肝旺，脾弱运迟之质，在此酷暑之下，尤宜以在调养之中兼顾气分为要。

处方：吉林人参须七分，麦冬二钱，五味子七分，漂白术三钱，白芍三钱，扁豆衣三钱，青皮钱半，煅瓦楞粉（包）一两，六曲四钱，炙鸡金（春砂仁末八分同拌）四钱，川石斛四钱，地骨皮钱半，宋半夏三钱，炒谷芽五钱，炒车前子（包）四钱，朱连翘三钱。

【黄少堂、王秀娟按】患者病已两年余，经中西医治疗，虽见减轻，然而便溏及胃纳始终未见好转。后至邮电医院就诊，经第一诊后胁痛已缓，第二诊后便溏转干，在治疗过程中病情逐步好转，故始终以抑木培土法而收效。

【总述】

《素问·灵兰秘典论》中曰："肝者，将军之官，谋虑出焉。"相火内寄，又为风木之脏，所以体阴而用阳；其性刚暴，主动主升，故须肾水以涵之、血液以滋之、肺金之气以制之、脾土之气以培之，则刚劲之性得为柔和之体，遂其条达之性能。若因情志不舒则生郁，言语不投则生嗔，谋虑过度则自损，变幻多端，每易成病。如攻冲激烈升之不息则为风阳，抑而不透则为气郁，损而不复则为筋惫，且肝脉上至巅顶，下至宗筋，故其病上下左右皆能为患。欲其平衡，必须审其因而察其证，庶克有济。

曹师在临床中治肝之病，亢者抑之、郁者疏之、实者泄之、虚者柔之诸法，均见功效。但每以健脾助运、理气调中佐之，此即《金匮》所谓"见肝之病，知肝传脾，必先实脾"之意也。

失眠

案1　方某，男，35岁，公费医院（住院号30071）。

初诊：1961年4月12日。脉弦滑少力，舌苔薄腻，一身乏力，咳吐韧痰，头胀而痛，失寐，右肋按之隐痛，纳食少味，便通溲利。本病由于积乏而来，阴亏肝亢，心神失宁。法当益阴平肝，佐以化痰理气。

处方：煅石决明一两，磁朱丸（包）四钱，白杏仁四钱，宋半夏三钱，青皮钱半，炙橘白钱半，炙鸡金（春砂仁末八分同拌）四钱，川断四钱，桑寄生四钱，连翘心三钱，黛灯心五分，合欢皮四钱，夜交藤四钱，炒谷芽五钱。

二诊：4月19日。一身乏力，夜寐两小时，多梦，腹胀，两小腿自觉发热，脉弦舌腻。心肝之阳不潜，阴液亏损。当再宁神养阴，助运化痰。

处方：煅石决明五钱，白蒺藜四钱，钩匀（后下）三钱，宋半夏三钱，白杏仁四钱，炙鸡金（春砂仁末八分同拌）四钱，青皮钱半，炒谷芽五钱，朱砂安神丸（吞）三钱，六味地黄丸（包）四钱。

三诊：4月26日。夜寐酣则头胀痛消，精神亦振，否则诸恙复作。可知阴阳交，水火济，心肝得和。如阳不入阴，则阳亢于上，仍当养阴平肝、宁神助运法。

处方：朱砂安神丸（分2次吞）三钱，六味地黄丸（包）四钱，炙龟甲四钱，黑元参三钱，白蒺藜四钱，钩勾（后下）三钱，煅石决明一两，夜交藤四钱，黛灯心五分，炒谷芽五钱，炙鸡金（春砂仁末八分同拌）四钱，川断四钱，桑寄生四钱。

四诊：5月3日。近日来夜寐较有改善，精神亦畅，惟胃纳不知饥，脉软弦，舌苔白黄。此中运不健所致，当按安神中佐以助运法。

处方：北秫米（包）四钱，宋半夏三钱，抱木神四钱，煅石决明一两，黑元参三钱，炙橘白钱半，炙鸡金（春砂仁末八分同拌）四钱，陈佛手一钱，川断四钱，桑寄生四钱，朱砂安神丸（分2次吞）三钱。

【黄少堂、王秀娟按】患者失寐，每夜睡2小时。经服药后，睡眠可4小时，醒后尚可复睡1小时。因服药过多，胃中不舒，暂定调理。

案2　高某，男，39岁，公费医院（住院号30103）。

初诊：1961年4月5日。少寐多梦，头晕耳轰，晨起咯痰白厚，胸闷，左膺压紧，便溏溲黄而浑，两膝麻木，体疲乏力，脉弦滑，舌苔黄，体丰，病已两年余。此乃气弱多湿，湿蒸为痰，痰热扰及肝木，木郁则失疏泄，心脾失调，以致气化失司。法当平肝理气，化痰和络法。

处方：生紫贝齿一两，磁朱丸（包）四钱，杭菊二钱，白蒺藜四钱，瓜蒌皮五钱，白杏仁四钱，枳壳钱半，郁金一钱，远志肉钱半，连翘心三钱，延胡索（泡汤，炒）一钱，丝瓜络三钱，酒炒桑枝一两，赤芍三钱，竹沥夏三钱。

二诊：4月19日。思虑过多引起失眠多梦，逢烦躁易致左膺痛而觉板紧。就症状言，完全是心肝阳越不潜所致。当宁神清心，平肝化痰。

处方：连翘心三钱，瓜蒌皮四钱，竹沥夏三钱，合欢皮五钱，夜交藤五钱，远志肉钱半，枳壳钱半，郁金一钱，白蒺藜四钱，煨天麻八分，丝瓜络（延胡索一钱泡汤，炒）三钱，磁朱丸（包）四钱。

三诊：5月6日。头胀晕，视力不足，痰吐黑韧，口干，不知饥，大便偏干，溲少，一身乏力，脉弦，舌黄。此阴薄肝亢而积蕴痰热。治之不补阴则心肝失于涵育，补阴则留恋痰热，须两顾之。

处方：大生地四钱，制首乌五钱，炙鳖甲五钱，龟腹甲五钱，炒枣仁三钱，远志肉钱半，杜仲三钱，金毛脊四钱，川断四钱，桑寄生四钱，朱灯心五分，连翘心三钱，瓜蒌皮五钱,白杏仁四钱。

四诊:5月20日。阴薄阳亢,痰火内扰,进养阴泄热化痰之剂,较合病机。脉软弦,舌薄黄,当再依原法增损。

处方:制首乌八钱,炙鳖甲五钱,炙龟甲五钱,炒枣仁三钱,远志肉钱半,连翘心三钱,竹卷心钱半,瓜蒌皮四钱,白杏仁四钱,宋半夏三钱,春砂仁末八分,丝瓜络(红花三分泡汤,炒)三钱,朱砂安神丸(分2次吞)三钱。

五诊:5月27日。睡眠较好,因此头晕见减,惟食后即觉目糊。此心肝之阳未潜,阴液未充。当再育阴潜阳法。

处方:制首乌一两,黑元参五钱,龟腹甲一两,炙鳖甲五钱,炒枣仁三钱,远志肉钱半,朱连翘心三钱,杜仲三钱,怀牛膝三钱,金毛脊四钱,川断四钱,瓜蒌皮四钱,白杏仁四钱,丝瓜络(红花三分泡汤,炒)三钱,石斛夜光丸(吞)二钱。

六诊:6月10日。症情大致平妥,视力、膺痛等均随睡眠得安而改善,惟平时还宜以怡悦旷达为主要。

处方:制首乌一两,黑元参一两,龟腹甲一两,生紫贝齿一两,丹皮钱半,连翘心三钱,炒枣仁三钱,远志肉钱半,杭菊二钱,料豆衣四钱,白芍四钱,白灯心(血珀二分拌）五分，丝瓜络（红花三分泡汤，炒）三钱，石斛夜光丸（吞）二钱。

另外用方：晚蚕沙四两、生姜五片，用黄酒二两同炒，布包熨右腿部。

七诊：6月28日。惟近午后头晕，其他均趋正常，右腿亦觉舒适，惟行走少力，便艰，脉弦带滑，舌薄黄。此肝肾未充，虚阳未潜，仍宗滋肝益肾法。

处方：大生地五钱，制首乌五钱，龟腹甲五钱，炙鳖甲五钱，炒枣仁三钱，远志肉钱半，朱连翘心三钱，竹卷心钱半，瓜蒌仁泥五钱，火麻仁泥五钱，枳壳钱半，佛手花七分，怀牛膝钱半，补骨脂钱半，石斛夜光丸（吞）二钱。

【黄少堂、王秀娟按】患者病已两年余，经过治疗未效。经西医检查为血液病（冠状动脉病变、白细胞增加一倍），其主要症状表现在睡眠，能酣睡则各种症状消失。故诊断为阴精不足，心阳上亢，脾失健运，湿蒸为痰，连投息风平肝理气化湿法，虽见效而每有波动；后投养肝益肾，理气泄热法，逐渐趋于平衡。但在最后睾丸肿大且痛，并白细胞增加未降而停药。

案3 李某，女，32岁，公费医院（住院号30123）。

初诊：1961年7月26日。头晕而痛，已有七八年之久，双目畏光，口干淡，舌薄黄。此肝木偏亢，脾弱运迟，法当调理。

处方：煅石决明一两，桑麻丸（包）四钱，煨天麻八分，川石斛四钱，炙橘白钱半，炒枣仁三钱，远志肉钱半，台乌药钱半，沉香曲四钱，炒车前子（包）四钱，宋半夏三钱，川断四钱，金毛脊四钱。

二诊：8月9日。头痛较好，闻声惊惕，夜寐不酣，纳少味，体疲神倦，带多。肝木未潜，心阳被扰，仍当平肝助运。

处方：珍珠母一两，白蒺藜四钱，连翘心三钱，竹卷心钱半，炒枣仁三钱，磁朱丸（包）四钱，保和丸（包）四钱，煨天麻八分，宋半夏三钱，六曲四钱，乌贼骨五钱，愈带丸（包）五钱，焦山药五钱，白扁豆五钱。

三诊：8月23日。药后较有改善，但有时失寐，则一切症状复见，得寐则佳。此心营过亏，阳难下潜。宜养营以安寐。

处方：天王补心丹（包）三钱，炒枣仁三钱，制首乌五钱，炒松生地四钱，煅牡蛎一两，白芍三钱，川石斛四钱，川断三钱，桑寄生四钱，远志肉钱半，龙眼肉五枚。

四诊：9月16日。癸水甫来，兼见血块，头痛而晕，失寐，一身无力，右腰作酸，营阴未复，经临致有影响，法当调理营阴。

处方：制首乌四钱，黑元参四钱，川石斛四钱，炙橘白钱半，炒枣仁三钱，龙眼肉七枚，川断四钱，桑寄生四钱，六曲四钱，炒谷芽五钱，煅石决明一两，炙鳖甲四钱。

五诊：9月27日。失寐，头晕痛，心慌，乏力，脉软弦，舌薄滑。此气血两亏，宜以益气育阴为法。

处方：吉林人参须一钱，炙橘白钱半，天王补心丹（包）三钱，制首乌四钱，黑元参四钱，煅牡蛎一两，龟腹甲五钱，川石斛四钱，川断四钱，桑寄生五钱，炙鸡金三钱，焦谷芽五钱，炒枣仁三钱，龙眼肉七枚。

【黄少堂、王秀娟按】患者为文娱工作者，操劳过度，昏倒后入院治疗。经西医检查为神经官能症及疝气症，因体弱不能动手术，须中医调养。经治两月后，体力较佳，手术后再服上药20剂，出院恢复工作。

案4 朱某，47岁，仁济医院，645室15床。

初诊：1960年12月22日。夜不成寐，心荡头晕，面㿠，一身无力，口淡黏，脉弦而无力，舌薄。此血虚阴伤，气弱运迟之证。当补益之。

处方：八珍丸（包）四钱，金毛脊四钱，白芍四钱，枳壳钱半，新会皮钱半，宋半夏三钱，炙鸡金四钱，陈佛手一钱，炒谷芽五钱，桑寄生四钱，连翘心三钱，川断四钱，远志肉钱半。

二诊：12月29日。夜能稍寐，胃纳较醒，脉来无力。此气血两亏之质，非补益不可。

处方：八珍丸（包）五钱，吉林人参须七分，炙橘白钱半，宋半夏三钱，制首乌四钱，黑元参四钱，陈佛手一钱，炙鸡金（春砂仁末八分同拌）四钱，川断四钱，桑寄生四钱，远志肉钱半，炒谷芽五钱。

三诊：1961年1月5日。症象渐见消失，脉软有力，当宗前法。

处方：八珍丸（包）五钱，吉林人参须七分，白芍四钱，料豆衣五钱，北沙参四钱，天冬二钱，陈佛手一钱，炒谷芽五钱，川断四钱，桑寄生四钱，连翘心三钱，磁朱丸（包）四钱。

四诊：1月14日。夜寐已酣，头晕心荡大减，惟口淡，纳不香。此体弱脾运未复，宜和胃法俾醒脾运。

处方：原金斛四钱，新会皮一钱，宋半夏三钱，黑元参钱半，白芍三钱，料豆衣四钱，陈佛手一钱，炙鸡金四钱，炒谷芽五钱，川断四钱，桑寄生四钱。

【黄少堂、王秀娟按】患者失寐已有数月，精神疲惫不能起床，经治疗后，逐日好转；在三诊后，夜寐得酣而能起床行动；后以调理脾土之法，服10余剂而出院。

案5　开某，男，44岁，仁济医院（住院号17925）。

初诊：1961年10月14日。少寐多梦、心跳、头晕、胸闷，得食腹胀，右肋痛，腰部痛，大便先干后溏，小便清黄不一，脉较弦，舌腻。此肝脾失调，虚实兼有之证。当调理之。

处方：甜冬术钱半，漂白术二钱，川石斛四钱，炙橘白钱半，黑元参三钱，鸡子黄（冲）一只，合欢皮四钱，夜交藤四钱，川断四钱，桑寄生五钱，青皮钱半，煅瓦楞粉（包）一两。

二诊：10月21日。气血两亏之质，少寐多梦，头晕心跳，胸闷，微咳，得食腹胀，大便转入正常，脉软弱少力，当培养法治之。

处方：漂白术三钱，广木香一钱，川石斛四钱，炙橘白钱半，台乌药钱半，六曲四钱，川断四钱，桑寄生五钱，黑元参四钱，鸡子黄（冲）一只，夜交藤四钱，合欢皮四钱，白蔻仁（杵）八分，炒谷芽五钱。

三诊：10月28日。气血两亏之质，药后夜寐较有改善，头晕心跳未减，纳食腹胀见好，积虚之体，宜以培养为主。

处方：香砂六君子丸（包）四钱，六味地黄丸（包）四钱，川石斛四钱，炙橘白钱半，鸡子黄（冲）一只，夜交藤四钱，台乌药钱半，大腹皮三钱，川断三钱，桑寄生四钱，远志肉钱半，炒谷芽五钱，合欢皮四钱，炒枣仁三钱。

【黄少堂、王秀娟按】患者为农村工作者，通宵达旦，操劳连日未休，致成失寐，来沪就诊，经西医诊断为神经官能症。经治服药20剂后，诸症消失；再嘱他回家后，服用鸡子黄一只、大生地五钱，连服半月，以期巩固。

案6 修某，男，38岁，邮电医院。

初诊：1962年1月19日。失寐两年余，有时彻夜不成寐，耳响口干，纳无味，自觉两脚行动发浮，便艰，脉弦，舌黄。由于阴液亏乏，阴不抱阳，阳失下潜，肝木偏亢，心神失舍。拟泻南补北，以希阴阳相交。

处方：大生地四钱，酒炒黄连七分，白芍三钱，炙龟甲四钱，炙鳖甲四钱，煅牡蛎一两，连翘心三钱，远志肉钱半，竹沥夏三钱，瓜蒌仁泥一两，大麻仁泥一两，黑栀三钱，竹卷心钱半，六曲四钱。

二诊：1月26日。少寐，口干，耳响，便艰。阴不足，火有余也。当益阴潜阳。

处方：黄连一钱，全瓜蒌五钱，竹沥夏三钱，炒枣仁三钱，远志肉钱半，龙眼肉五枚，煅牡蛎一两，炙鳖甲五钱，磁朱丸（包）四钱，合欢皮四钱，夜交藤四钱，泽泻三钱，黑山栀三钱，火麻仁泥一两。

三诊：2月9日。选投育阴潜阳，虽见其效，但每多反复，多梦心跳，便艰溲黄，一身疲乏。积病已久，仍当培养心肾为主。

处方：炒枣仁（黄连五分同炒）三钱，远志肉钱半，龙眼肉五枚，煅牡蛎一两，炙鳖甲一两，煅石决明一两，合欢皮四钱，朱灯心五分，白芍四钱，料豆衣四钱，黑山栀三钱，火麻仁泥一两，制首乌五钱。

四诊：2月23日。阴阳失交，水火失济，虽进泻南补北之剂，但仍有彻夜难寐之情况。可知阴不上乘，不能制火之亢。再予甘寒以养水之源，咸寒以增阴之液，佐以交济心肾，冀其早日恢复。

处方：琥珀多寐丸（临睡时吞）二钱，鲜金斛五钱，黑元参四钱，煅石决明一两，灵磁石四钱，煅牡蛎一两，炒枣仁三钱，远志肉钱半，朱灯心五分，朱连翘心三钱，竹沥夏三钱，鲜芦根一两。

五诊：3月16日。近日来夜寐能睡四五小时，但头晕多梦心跳，易躁，便通溲黄。此营血亏乏，阴阳未谐。当以养营增液，宁心安神为主。

处方：当归身二钱，大生地五钱，竹沥夏三钱，抱木神三钱，远志肉钱半，炒枣仁三钱，龙眼肉七枚，朱灯心五分，炒杜仲三钱，川断三钱，金毛脊四钱，木瓜钱半。

【黄少堂、王秀娟按】患者失寐，彻夜不睡，已有两年余，虽服安眠药片，但每晚只能睡一两个小时，诊断为阴虚火亢。开始投以复脉法，佐以黄连鸡子法，虽未见效，但实已奠有基础。在四诊时，用养阴以制木亢而收获效果，虽未完全复常，但已大见改善，故劝其安心疗养，俾得阴阳和调之机。

【总述】

失眠一证，其因甚多，大概不离外感与内伤二因而已。总之是阳不交阴之所致，如《灵枢·邪客》中说："今厥气客于五脏六腑，则卫气独卫其外，行于阳不得入于阴。行于阳则阳气独盛，阳气盛则阳跷陷，不得入于阴，阴虚故目不瞑。"如外感症，营卫郁结，升降必然失常，去其外邪，即能安睡。内伤如愤怒、忧郁、思虑、惊恐、劳损者，皆能引起失眠。其因虽多，但亦不外乎阴阳之失济，气机之不畅，调节之失司。但日久心营受损，肝热上亢，灼烧阴液，蒸津为痰，引起各脏之影响。故治疗时，在清心、泄热、抑木、养血、交济阴阳等，皆为治本症之要则，但亦须加以化痰助运理气之品。因脾胃为生化之源，若运输失常，气化未能输布，往往反复无常，缘痰为气化之害，痰不化则气机不畅，血行受阻，因此心营不能满充。例如上列六案，其中皆佐以化痰理气助运之品而获效。如《素问·至真要大论》中说："有者求之，无者求之，盛者责之，虚者责之。"皆令其气血通调而得病愈。

痹证

案 1 孙某，女，31 岁，公费医院。

初诊：1961 年 7 月 12 日。两手指尖发麻，手腕关节酸痛且胀，脉软弦，舌白腻。由于产后受风寒而起，营络失和。法当养血和络。

处方：生芪皮三钱，全当归三钱，焦白术二钱，白芍三钱，陈皮钱半，宋半夏三钱，木瓜钱半，丝瓜络三钱，秦艽三钱，酒炒桑枝一两，伸筋草四钱。

二诊：7月19日。两手指发麻已消，惟腕关节酸痛依然，再当养营和络。

处方：生芪皮钱半，全当归三钱，漂白术钱半，白芍三钱，陈皮钱半，宋半夏三钱，木瓜钱半，丝瓜络三钱，冬瓜皮五钱，生苡仁五钱，桑寄生五钱，川断四钱。

三诊：7月26日。手指不活络，屈伸作酸。营络未和，湿邪尚存。仍当和营通络。

处方：全当归三钱，赤芍三钱，木瓜钱半，丝瓜络三钱，川断四钱，酒炒桑枝一两，冬瓜皮五钱，豨莶丸（包）四钱，六曲四钱，焦谷芽五钱。

四诊：8月2日。营络已和，发麻痛胀屈伸均已消失，但尚觉不自然之感，晨起痰韧。气机升降未畅，当调中、和络、化湿以消其余恋之邪。

处方：新会皮钱半，六曲四钱，枳壳钱半，车前子（包）四钱，通草一钱，豨莶丸（包）四钱，佛手花一钱，酒炒桑枝一两，丝瓜络三钱。

【黄少堂、王秀娟按】患者由于产后不慎起居，贪风喜冷，致手指发麻、关节疼痛。治疗三个月，转曹师诊治，诊断为血痹之证，仿黄芪桂枝五物汤意而获效。

案 2 刘某，女，23 岁。

初诊：1961 年 12 月 27 日。周身关节酸痛，遇冷阴天尤甚，病已三年，脉缓，舌薄白。由于受风淋雨疲乏，三者合而形成。法当祛风逐湿通络。

处方：羌活一钱，防风钱半，白蒺藜四钱，赤芍三钱，豨莶丸（包）四钱，晚蚕沙（包）四钱，木瓜钱半，丝瓜络（乳香、没药各钱半同拌）三钱，伸筋草四钱，冬瓜皮五钱，生苡仁四钱，川断四钱，酒炒桑枝一两，秦艽钱半。

二诊：1962 年 1 月 5 日。药后自觉舒适，而无明显减轻。久病之质，气血失于畅行，风寒湿积成痹，宜以丸图之。

处方：羌活五钱，防风五钱，全当归五钱，赤芍五钱，木瓜八钱，豨莶丸四两，秦艽一两，川断一两，伸筋草一两，牛膝八钱，制乳香四钱，制没药四钱，生苡仁一两，桑寄生二两。

上药共研细末，水蜜为丸，如绿豆大。每服三钱，日 1 次，开水送下。

【黄少堂、王秀娟按】患者服药五剂后，因汤药不便，要求改用丸剂，乃与以丸方如上。服后较好，嘱其照原方续服一料。

案3 高某，男，42岁，仁济医院。

初诊：1960年10月27日。一身骨节尽痛，少寐咳嗽，得食脘胀，小便夜多，大便艰难不畅，脉弦软，舌中垢。湿邪痹络，痰气不利，且积乏之躯。法当和络利湿，化痰润腑。

处方：丝瓜络（制乳没各钱半同拌）三钱，酒炒桑枝一两，川断四钱，秦艽三钱，白杏仁四钱，冬瓜子皮各五钱，炙鸡金（春砂仁末八分同拌）三钱，陈佛手一钱，通草一钱，炒谷芽五钱，瓜蒌仁泥一两，火麻仁泥一两。

二诊：11月3日。骨痛较减，咳嗽少寐，得食作胀，便艰溲频。久病之体，气弱易致气滞。当依原法增损。

处方：丝瓜络（制乳没各钱半同拌）三钱，酒炒桑枝一两，川断四钱，秦艽三钱，瓜蒌仁泥一两，火麻仁泥一两，杏仁四钱，冬瓜子四钱，生蛤壳一两，白前二钱，陈佛手一钱，炙鸡金（春砂仁末八分同拌）四钱，炒车前子（包）四钱，炒谷芽五钱。

三诊：11月10日。骨痛大致已愈，大便得畅，咳嗽较少，食后作胀亦缓，小便夜多。此气机未畅，痰气未去。仍宜原意出入。

处方：秦艽三钱，川断四钱，丝瓜络三钱，酒炒桑枝一两，白杏仁四钱，枳壳钱半，陈佛手钱半，炙鸡金（春砂仁末八分同拌）四钱，瓜蒌仁泥四钱，火麻仁泥四钱，菟丝子四钱，沙苑子四钱，乌药钱半，大腹皮三钱。

【黄少堂、王秀娟按】患者由于劳后汗出当风而成病，经住院治疗，服 20 剂而诸恙均告愈。

案 4　沈某，女，34 岁，仁济医院。

初诊：1961 年 3 月 4 日。产后受风，肘膝关节酸痛且肿，纳不佳，便通溲黄，法当泄风化湿和络。

处方：全当归二钱，赤芍三钱，金毛脊四钱，陈皮钱半，苡仁三钱，宋半夏三钱，木瓜钱半，伸筋草五钱，丝瓜络（制乳没各钱半同拌）三钱，牛膝钱半，川断四钱，酒炒桑枝一两，白茅根一两。

二诊：3 月 13 日。关节酸痛且肿未减，便通溲黄。由产后受风所致，仍宜原意为法。

处方：全当归三钱，赤芍三钱，金毛脊四钱，陈皮钱半，苡仁五钱，宋半夏三钱，木瓜钱半，丝瓜络三钱，豨莶丸（包）五钱，晚蚕沙（包）四钱，伸筋草五钱，通草一钱，酒炒桑枝一两，忍冬藤五钱。

外�方：王不留行一两，落得打一两，苏木五钱，木瓜五钱，乳香五钱，没药五钱，羌活四钱，防风四钱。上药同包煎汁，用毛巾蘸药汁热煐痛肿处。

【黄少堂、王秀娟按】患者由于产后感受风寒，致关节酸痛且肿。药后效果不显，经外煐后，酸痛得减，肿势亦退。将原方带回家治疗。

案5 张某，女，45岁。

初诊：1957年3月14日。肩臂手指酸痛胀肿至今已有三月。由劳力过度，气血失调，湿邪痹络。法当化湿通络，行气活血。

处方：制乳香一钱，制没药一钱，木瓜钱半，丝瓜络三钱，伸筋草四钱，酒炒桑枝五钱，土贝四钱，马勃八分，晚蚕沙（包）四钱，豨莶丸（包）四钱，白茅根一两。

二诊：3月18日。肢络不和，肿胀作痛，当再和络为法。

处方：制乳香一钱，制没药一钱，木瓜钱半，丝瓜络三钱，伸筋草四钱，桑枝一两，酒炒赤芍三钱，马勃八分，晚蚕沙（包）四钱，豨莶丸（包）四钱，白茅根一两，泽泻三钱。

三诊：3月21日。肩臂手指酸痛胀肿未减，当作进一步和络法。

处方：制乳没各一钱，酒炒丝瓜络三钱，广地龙三钱，酒炒赤芍三钱，海桐皮三钱，豨莶丸（包）四钱，晚蚕沙（包）三钱，松节片三钱，炙鸡金（春砂仁末八分同拌）四钱沉香曲三钱，桑枝一两，川断三钱，秦艽钱半。

四诊：3月23日。药后较前改善，惟肌肉肿痛，骨节不利，得食作胀，当表里两顾之。

处方：全当归三钱，酒炒赤芍三钱，金毛脊四钱，淡木瓜钱半，酒炒丝瓜络三钱，伸筋草五钱，五加皮三钱，晚蚕沙（包）四钱，豨莶丸（包）四钱，六曲四钱，宋半夏三钱，生苡仁四钱，酒炒桑枝一两，朱茯苓五钱，冬瓜皮一两。

外熓方：防风三钱，赤芍五钱，桂枝三钱，王不留行五钱，伸筋草五钱，海桐皮五钱，广地龙四钱。同包煎汁，用毛巾浸药汁热熓患处。

五诊：3月28日。表里同进后大致安定，但络中之气尚不舒畅，仍宜和络。

处方：全当归三钱，赤芍三钱，金毛脊四钱，五加皮三钱，威灵仙三钱，豨莶丸（包）四钱，木瓜钱半，丝瓜络三钱，伸筋草四钱，六曲四钱，生苡仁四钱，白茅根一两，晚蚕沙（包）四钱，桑枝一两。

【王少堂、王秀娟按】患者系家庭妇女，劳累过度而成脉络失和，进以和络止痛消肿之剂未见其效。后进一步与通络之剂而见效，再以表里同进而收功。

案6 叶某，男，29岁。

初诊：1957年5月2日。四肢怕冷发麻，此风寒湿入关节也，当泄风化湿通络。

处方：羌活一钱，防风钱半，全当归三钱，酒炒赤芍三钱，川断四钱，酒炒桑枝一两，淡木瓜钱半，伸筋草四钱，豨莶丸（包）四钱，丝瓜络三钱，金毛脊四钱，晚蚕沙（包）四钱，白蒺藜四钱，粉草薢四钱。

二诊：5月6日。药后怕冷发麻已消，恐其留恋之邪未撤，仍宜和络。

处方：羌活一钱，防风钱半，全当归三钱，酒炒赤芍三钱，川断四钱，酒炒桑枝一两，豨莶丸（包）四钱，晚蚕沙（包）四钱，淡木瓜钱半，伸筋草四钱。

【黄少堂、王秀娟按】患者系浴后吹风而起，诊断为痹证。服五剂后已好，但尚觉不舒畅，故嘱服3剂以逐余邪。

案7 王某，男，26岁。

初诊：1957年4月8日。右臂酸痛，有宿伤史，交春又发。此气血失调，宜以外治法。

处方：王不留行一两，落得打一两，乳香四钱，没药四钱，木瓜一两，丝瓜络三钱，桃仁三钱，苏木三钱。

上药共研细末，用高粱酒调和敷痛处。

【黄少堂、王秀娟按】患者在四个月后因他病来诊，据述右臂酸痛经敷药后得止。

【总述】

《素问·痹论》中曰："风寒湿三气杂至，合而为痹也。"盖痹者闭也，闭而不通，由于三气之袭，经络不能畅达。其因是气血先亏，腠理失密，外邪得以乘虚而入。《经》云"邪之所凑，其气必虚"即此之谓也。又云："风胜为行痹，寒胜为痛痹，湿胜为着痹。"可知痹病之症，非偏受一气足以致之也。因其病情不一，治法亦异，总在寒热虚实而辨之。对证立方，其效自在意中。

曹师在治痹之中，运用祛风化湿、疏中和络、养血祛风等法，并佐以热熨、内外兼施，颇见效益。例如沈、张两案，先用内服汤药，效不甚显；后佐以热熨法，即得改善而获愈。盖痹之为病，实系气血失于流通，治之当疏其血气，令其条达，则病自瘳矣。

浮肿

案 1 刘某，男，40 岁，仁济医院（住院号 12918）。

初诊：1961 年 4 月 1 日。颜面浮肿，咳呛无痰，得食腹胀，便溏三月，溲少。由疲劳过度，痰湿内蒸所致。当疏气化痰，助运利湿。

处方：带叶苏梗三钱，生紫菀钱半，白杏仁四钱，冬瓜皮七钱，生苡仁五钱，炒车前子（包）五钱，枳壳钱半，青皮钱半，六曲四钱，大腹皮三钱，白术皮钱半，宋半夏三钱，焦谷芽五钱。

二诊：4 月 8 日。颜面浮肿，咳呛痰少，胸痞纳呆，便溏溲少。脾运乏力，痰湿内困。当再疏运。

处方：冬瓜皮七钱，生苡仁五钱，炒车前子（包）五钱，白杏仁四钱，枳壳钱半，郁金一钱，青皮钱半，炒莱菔子四钱，保和丸（包）四钱，焦白术三钱，焦山药五钱，大腹皮三钱，六曲四钱，炒谷芽五钱。

三诊：4 月 15 日。面浮已减，便已转干，胃已知饥而尚不思纳，口淡干，咳呛，胸中不舒，舌白。脾运未健，气机未畅。当再助运以健脾，理气以化湿。

处方：土炒白术三钱，焦山药五钱，冬瓜子皮各五钱，炒车前子（包）四钱，枳壳钱半，郁金一钱，六曲四钱，乌药钱半，焦谷芽五钱，宋半夏三钱，醋炒青皮钱半，白芍（甘草一钱同炙）四钱。

【黄少堂、王秀娟按】患者由于疲乏过度，饮食失节而引起浮肿已有五个月。先用宣风理气疏中之剂，再以健脾利湿而告痊。

案2 祝某，男，30岁，仁济医院（住院号13719）。

初诊：1961年5月6日。颜面浮肿兼及四肢，腰酸多梦，视久即觉头痛，脉弦，舌薄滑。病久本虚，肝亢浊滞。法当化湿平肝，和络益气。

处方：冬瓜皮七钱，炒车前子（包）四钱，煅石决明一两，杭菊二钱，白杏仁四钱，竹沥夏三钱，杜仲钱半，金毛脊四钱，川断四钱，桑寄生四钱，丝瓜络三钱，酒炒桑枝一两。

二诊：5月13日。面浮有痰，腰足无力，疲劳积病。法当清理，兼顾肝肾。

处方：冬瓜皮七钱，炒车前子（包）四钱，白杏仁四钱，宋半夏三钱，杜仲钱半，金毛脊四钱，川断四钱，桑寄生四钱，桑枝一两，丝瓜络三钱，连翘心三钱，白灯心五分。

三诊：5月20日。浮肿已退，惟头晕耳响，脑中似感抽掣之状，多梦腰酸，脉浮弦。疲劳过度，阴虚阳亢。当调理之。

处方：煅石决明一两，灵磁石四钱，杭菊二钱，钩勾（后下）三钱，连翘心三钱，竹沥夏三钱，杜仲钱半，金毛脊四钱，丝瓜络三钱，桑枝五钱，炒车前子（包）四钱，通草一钱。

【黄少堂、王秀娟按】患者病久而住院，经服 10 余剂而浮肿消失，后以平肝养阴调理善后。

案 3 沈某，女，28 岁，仁济医院。

初诊：1961 年 8 月 5 日。面浮足肿，头晕肢软，两肩酸，口干黏，便溏已有一年，溲黄有沉淀，脉软弦。积湿困脾，转输乏力，法当健脾化湿。

处方：苏梗三钱，生紫菀钱半，白杏仁整四钱，冬瓜皮七钱，焦苡仁五钱，炒车前子（包）四钱，焦白术三钱，六曲四钱，煨葛根一钱，煨木香一钱，大腹皮三钱，丝瓜络三钱，川断四钱，桑枝一两。

二诊：8月12日。面浮足肿，晨起头晕，大便先干后仍溏，溲色较清，一身乏力。脾运未健，湿邪内困。当从原法增损。

处方：白蒺藜四钱，赤芍三钱，冬瓜皮七钱，炒车前子（包）四钱，焦白术三钱，焦六曲四钱，煨木香一钱，乌药钱半，青皮钱半，煨煅瓦楞粉（包）一两，川断四钱，桑枝一两，通草一钱。

三诊：8月19日。大便较干，浮肿头晕依然，溲浑未化，一身乏力，腰酸。病久体虚，中运乏力，当培养之。

处方：焦白术三钱，甜冬术三钱，青皮钱半，煅瓦楞粉（包）一两，乌药钱半，煨木香一钱，六曲四钱，炒谷芽五钱，川断五钱，桑寄生四钱，冬瓜皮七钱，炒车前子（包）五钱。

四诊：8月26日。头晕浮肿较减，心跳气急，动则尤甚，大便仍先干后薄，神倦体乏，两少腹侧牵掣不适。脾运未复，肝旺未平。仍从原法出入。

处方：焦白术三钱，甜冬术三钱，炒枣仁三钱，煅瓦楞粉（包）一两，乌药钱半，炒车前子（包）五钱，川楝子三钱，六曲四钱，焦山药四钱，川断四钱，桑寄生五钱，冬瓜皮七钱，炒谷芽五钱，龙眼肉五枚。

五诊：9月2日。浮肿已消，惟语言气短，大便易于溏薄，溲有沉淀，腹侧尚觉牵掣。体弱病杂，法当调理。

处方：潞党参钱半，焦白术三钱，白芍四钱，炙草一钱，煅瓦楞粉（包）一两，青皮钱半，炒枣仁钱半，龙眼肉五枚，焦山药五钱，冬瓜皮七钱，枸橘二钱，炒车前子（包）四钱，川断四钱，桑寄生四钱。

六诊：9月9日。大便先干后溏，一身乏力，腰酸不耐持重。积乏之躯，当进而培养之。

处方：炮姜一钱，土炒白术三钱，四神丸（包）四钱，白扁豆四钱，龙眼肉五枚，炒枣仁三钱，川断五钱，桑寄生四钱，炒车前子（包）四钱，炙橘白钱半，人参须钱半，冬瓜皮七钱，六曲四钱，炒谷芽五钱。

【黄少堂、王秀娟按】患者先由西医治疗，诊断为慢性肝炎。后因浮肿、体疲、乏力、便溏等，要求服中药。经服40余剂，肿消纳佳，便行正常而告愈。

案4 汪某，男，48岁，仁济医院。

初诊：1961年2月4日。

面浮而㿠，足肿且麻，约有两个月；怯寒口淡，胸次不畅，动则心跳，少寐多梦，脉软弦，舌白。就症状言，是由疲劳冒风而引起。法当祛风化湿法。

处方：苏叶二钱，水紫菀钱半，白杏仁四钱，冬瓜皮七钱，生苡仁四钱，炒车前子（包）四钱，远志肉钱半，宋半夏三钱，枳壳钱半，西茵陈钱半，麸皮（包）一两，赤小豆四钱，川断四钱，桑寄生四钱。

二诊：2月11日。面浮足肿，药后较减。惟口淡干，少寐多梦，通便溲利。积乏之躯，当再调理。

处方：苏叶二钱，水炙紫菀钱半，白杏仁四钱，赤芍三钱，冬瓜皮七钱，炒车前子（包）四钱，麸皮一两，西茵陈钱半，白蔻仁（杵）八分，枳壳钱半，远志肉钱半，宋半夏三钱。

【黄少堂、王秀娟按】患者由于疲劳过度，风湿外袭而引起浮肿。经服14剂后，浮肿消退，进入调理而安。

案5　葛某，男，40岁，仁济医院（住院号10976）。

初诊：1961年1月28日。晨起面浮，入暮足肿，口淡头晕，腰酸多梦。痰湿交阻，气机失宣。法当疏化。

处方：六曲四钱，宋半夏三钱，白蔻仁（杵）八分，枳壳钱半，陈皮钱半，苡仁四钱，冬瓜皮七钱，炒车前子

（包）四钱，赤芍三钱，丝瓜络三钱。

二诊：2月4日。面浮足肿，口淡无味，腹胀腰酸，大便二日一行，溲少，一身无力。积痰积湿未清也。

处方：薄荷（后下）八分，前胡三钱，赤芍三钱，水炙紫菀钱半，白杏仁四钱，枳壳钱半，炒莱菔子四钱，保和丸（包）四钱，泽泻三钱，桑枝一两，冬瓜皮七钱，生苡仁五钱。

三诊：2月11日。精神较振，当再清理积湿，疏醒胃气。

处方：越鞠丸（包）四钱，橘红钱半，法半夏三钱，白蔻仁（杵）八分，生苡仁五钱，枳壳钱半，六曲四钱，炒车前子（包）四钱，冬瓜皮七钱，赤芍三钱，桑枝一两，佩兰钱半，丝瓜络三钱。

【黄少堂、王秀娟按】患者病已日久，因浮肿而转中医治疗。诊断为痰湿困于脾胃，气机失司，以致升降不调，故以化痰利湿之法而获效。

案6　朱某，男，37岁，仁济医院。

初诊：1961年1月21日。面浮足肿，口干淡腻，胸闷，便通溲数，一身无力。法当宗上风下湿治之。

处方：苏叶二钱，紫菀钱半，白杏仁四钱，冬瓜皮七钱，生苡仁五钱，炒车前子（包）五钱，六曲四钱，宋半夏三钱，通草一钱。

二诊：1月28日。面浮足肿，似乎较减，胸闷较好。惟纳不思食，体疲乏力。以风湿留恋未解，当再宗前旨调理之。

处方：苏叶二钱，紫菀钱半，白杏仁四钱，冬瓜皮七钱，生苡仁五钱，炒车前子（包）五钱，炒莱菔子四钱，保和丸（包）四钱，通草一钱，越鞠丸（包）四钱。

三诊：2月4日。面浮足肿逐渐消退，惟一身乏力。此气弱所致也。

处方：川断四钱，桑寄生四钱，金毛脊四钱，陈皮钱半，生苡仁四钱，宋半夏三钱，冬瓜皮五钱，麸皮（包）一两，赤小豆四钱。

四诊：2月11日。肿势已退，惟寐中汗出多梦，小溲夜多。痰湿重，气分弱，邪既去，正已衰，当从心肾治之。

处方：淮小麦一两，远志肉钱半，朱灯心五分，冬瓜皮五钱，生苡仁三钱，菟丝子四钱，粉草薢四钱，黑大枣三只，川断五钱。

【**黄少堂、王秀娟按**】患者体丰而病浮肿已有两个月，诊断为痰湿阻中，气化被遏，故以祛风、疏气、助运之剂而获效。

【总述】

《素问·至真要大论》中曰："诸湿肿满，皆属于脾。"此指肿胀而言，其实肿为表证，胀为里证。以浮肿而论，在上者为风，在下者为湿。如气化失和，亦为肿，《生气通天论》中曰："因于气者为肿。"此浮肿病因之大概也。

曹师治疗浮肿，即以经旨为依据。如上列各案凡颜面浮肿者，皆用宣风疏气为主；颜面四肢俱肿者，则宣风利湿并用；有痰者化痰，胀满者理气化滞，气虚者益气健脾，肝旺者平抑之，肾衰者温养之。因证立方，各随所需。唯总观其处方用药，都有健脾和胃之兼顾，此治理浮肿之关键。在临床中，曾一再嘱示我侪须注意也。

痰湿

案 1　马某，男，39 岁，仁济医院（住院号 22128）。

初诊：1962 年 4 月 21 日。舌苔黄腻，口干黏，左膺连肩背板紧不舒，嗜卧神倦，肢软一身乏力，大便溏结不定，溲黄。此痰湿交阻，清阳被蒙。当以宣肺化痰，以利气机。

处方：生紫菀钱半，牛蒡三钱，白杏仁三钱，枳壳钱半，陈皮钱半，生苡仁三钱，瓜蒌皮四钱，宋半夏三钱，莱菔子三钱，保和丸（包）四钱，赤苓三钱，炒车前子（包）四钱，白茅根一两，丝瓜络三钱。

二诊：4 月 28 日。舌白腻中有黄厚条，左膺连肩背板紧，嗜卧神疲，纳不佳，便通溲短。痰湿阻络，气道失宣。当再宣化。

处方：水炙紫菀钱半，白杏仁四钱，姜半夏三钱，陈皮钱半，枳壳钱半，越鞠丸（包）四钱，生苡仁四钱，莱菔子四钱，炒车前子（包）四钱，丝瓜络三钱，白茅根一两，青葱管一尺，桑枝一两，泽泻三钱。

三诊：5 月 12 日。舌白渐化，左膺肩背较舒，已不嗜卧，纳不香。痰湿阻络，气机未畅。仍以化湿利气。

处方：制川朴一钱，姜半夏三钱，白蔻仁（杵）八分，焦苡仁四钱，六曲四钱，枳壳钱半，苏梗三钱，大腹皮三钱，赤苓三钱，炒车前子（包）四钱，橘红钱半，丝瓜络三钱，西茵陈三钱，水炙紫苏钱半。

四诊：5月19日。肩背虽舒，但面萎黄不华，鼻塞胸闷，左肋牵强不舒。以痰湿未化，气机未畅。仍以原意增损。

处方：西茵陈四钱，粉萆薢四钱，炒车前子（包）四钱，白杏仁三钱，枳壳钱半，郁金一钱，白蔻仁（杵）八分，苡仁四钱，范志曲四钱，桑枝一两，莱菔子四钱，生紫菀钱半，白茅根一两，丝瓜络三钱。

五诊：5月26日。左肋牵强，口淡胸闷，纳不香，舌薄腻。痰气未利，仍宜通达。

处方：西茵陈四钱，粉萆薢四钱，生穹术①钱半，生香附钱半，范志曲四钱，保和丸（包）四钱，郁金一钱，菖蒲七分，炒车前子（包）四钱，六一散（包）四钱，桑枝一两，丝瓜络三钱。

六诊：6月1日。左肋牵强时有时无，口淡不思饮，好

---

① 穹术：即苍术。

续 集　　　　　　　　　　　　　　　　　　　209

太息，面色较清。当宗前旨出入。

处方：西茵陈四钱，川柏炭钱半，生穹术钱半，生香附钱半，范志曲四钱，保和丸（包）四钱，枳壳钱半，郁金一钱，炒车前子（包）四钱，六一散（包）四钱，桑枝一两，丝瓜络三钱。

七诊：6月9日。面萎已转清白，纳亦知味，神疲较振，惟口淡且黏。此气化升降未畅。再当调气助中。

处方：白杏仁四钱，姜半夏三钱，枳壳钱半，郁金一钱，白蔻仁（杵）八分，苡仁四钱，六曲四钱，保和丸（包）四钱，生紫菀钱半，佛手花一钱，丝瓜络三钱，桑枝一两。

【黄少堂、王秀娟按】患者在外埠工作，因体力疲乏，自服西洋参、高丽参以后，体力更乏，好寐、纳呆、面萎出现。虽经治疗而未效，来沪就医，经服药50余剂而安。并嘱其勿再投补剂，并须节饮食为要。

案 2 张某，女，41岁，仁济医院（住院号23296）。

初诊：1961年7月24日。脉濡，舌黄垢厚，低热月余，胸次不畅，腹部膨胀，得矢气乃快，便通溲黄，一身乏力。痰湿困中，气失条达所致也。

处方：陈佩兰三钱，赤芍三钱，白蒺藜四钱，白杏仁三钱，枳壳三钱，姜半夏三钱，青皮钱半，广木香一钱，六曲四钱，楂炭三钱，莱菔子四钱，泽泻三钱。

二诊：6月1日。腹胀见减，低热未退，胸闷纳呆，四肢酸软，脉濡，舌中黄垢边白。此痰湿未化，当再化浊以醒脾阳。

处方：冬瓜皮七钱，白蒺藜四钱，赤芍三钱，白杏仁四钱，枳壳钱半，姜半夏三钱，青皮钱半，六曲四钱，保和丸（包）四钱，莱菔子四钱，炒车前子（包）四钱，桑枝一两，朱灯心五分。

三诊：6月8日。低热减而未净，胸闷不畅，纳无味，口淡，全身乏力，脉濡，舌薄苔黄。痰湿重，气分弱。当以疏泄为治。

处方：白杏仁三钱，枳壳钱半，姜半夏三钱，青皮钱半，范志曲四钱，苡仁四钱，莱菔子四钱，保和丸（包）四钱，炒车前子（包）四钱，赤芍三钱，桑枝一两，远志肉钱半，朱灯心五分。

四诊：6月16日。低热退而未平，尚有波动之势，口淡，舌白薄黄，脉濡。痰湿未尽，仍以化湿理气。

处方：越鞠丸（包）四钱，橘红一钱，姜半夏三钱，白蔻仁（杵）八分，枳壳钱半，生苡仁四钱，青皮钱半，六曲四钱，保和丸（包）四钱，赤苓三钱，泽泻三钱，赤芍三钱，远志肉钱半，朱灯心五分。

五诊：6月23日。低热已退，右肋隐痛，口淡溲黄，脉濡，舌薄黄。此积蕴之痰湿未清也。

处方：赤芍三钱，白蒺藜四钱，陈佩兰三钱，枳壳钱半，郁金一钱，姜半夏三钱，广木香一钱，六曲四钱，楂炭三钱，莱菔子四钱，赤苓三钱，泽泻三钱，青皮钱半，煅瓦楞粉（包）一两。

【黄少堂、王秀娟按】患者低热月余，经检查原因不明，诊断为痰湿，服30余剂而获效。

案 3 李某，女，38岁，仁济医院（住院号12624）。

初诊：1961年4月1日。肥人多湿，今体丰肥，痰与湿合相互交阻，气机失化，因此倦卧怕动、肢麻带多、口淡无味。种种症状全在痰湿，致气血不得流畅也。

处方：白蔻仁（杵）八分，枳壳钱半，白杏仁四钱，宋半夏三钱，陈皮钱半，苡仁四钱，粉草薢四钱，丝瓜络三钱，桑枝一两，炒车前子（包）四钱，通草一钱，金毛脊四钱。

二诊：4月8日。胸闷口干黏，肢麻带多，好太息，一身乏力。痰湿重，气分弱，仍宜调气化痰。

处方：白杏仁四钱，枳壳钱半，陈皮钱半，竹茹三钱，莱菔子四钱，保和丸（包）四钱，金毛脊四钱，粉草薢四钱，丝瓜络三钱，愈带丸（包）五钱，乌贼骨五钱。

三诊：4月15日。

手麻胸闷，口干带多，好太息，一身肌肤作痒。仍宜宣气化痰，利湿和络。

处方：枳壳钱半，郁金一钱，鲜金斛五钱，鲜芦根一两，冬瓜皮七钱，川牛膝钱半，川断四钱，金毛脊四钱，桑枝一两，丝瓜络三钱，粉草薢四钱，愈带丸（包）五钱，竹沥夏三钱，煨天麻八分。

四诊：4月22日。口干淡，咳嗽胸闷，便艰溲少，关节痛，右臂发麻，痰湿化而未净，仍以原法增损。

处方：水炙紫菀钱半，白杏仁四钱，陈皮钱半，竹茹三钱，竹沥夏三钱，保和丸（包）四钱，木瓜钱半，丝瓜络三钱，桑枝一两，炒车前子四钱，苡仁四钱，粉草薢四钱。

五诊：4月29日。丰腴之体，湿痰素重。今形体虽减轻而气弱未复，湿邪化而未尽，当再清理之。

处方：六曲四钱，宋半夏三钱，陈皮钱半，生苡仁四钱，冬瓜皮五钱，炒车前子（包）五钱，川断四钱，桑寄生四钱，金毛脊四钱，粉草薢四钱，杜仲三钱，通草一钱，瓜蒌仁泥五钱，火麻仁泥五钱。

【黄少堂、王秀娟按】患者体胖碍于行动，因此入院治疗。在蒸气治疗过程中辅以中药，故在初、二诊时用宣化法，三诊时加以养阴，四、五诊时佐以和络。出院之际，嘱其服香砂六君子丸一个月，以助其中运。

案4 吕某，男，44岁，公费医院（住院号30121）。

初诊：1961年9月13日。痰湿困中，脾运失司，清阳失升降之职，因此神疲嗜卧、纳呆、头胀而蒙、夜寐多梦、一身无力、脉弦滑左尤甚。病已日久，先宜助运理气，希气化复常。

处方：漂白术三钱，制於术三钱，白蔻仁（杵）八分，枳壳钱半，广木香一钱，没药钱半，六曲四钱，赤苓三钱，炒车前子（包）四钱，陈皮钱半，焦谷芽五钱，白蒺藜四钱。

二诊：9月20日。口淡嗜卧，纳呆多梦，胸背汗多，偏头作胀，脉弦滑。气化迟钝，痰湿困中，当再醒脾。

处方：越鞠丸（包）四钱，枳壳钱半，法半夏三钱，白蔻仁（杵）八分，白杏仁四钱，焦苡仁四钱，广木香一钱，赤苓三钱，炒车前子（包）四钱，焦谷芽五钱，白蒺藜四钱，蔓荆子三钱，黛灯心五分，黑山栀三钱。

三诊：9月27日。口干淡，神疲乏力，上午为甚，纳呆自汗，咳嗽腰胀，头晕心跳。此痰湿未化，仍宜清利。

处方：枳壳钱半，新会皮一钱，竹茹钱半，越鞠丸（包）四钱，白杏仁四钱，白蔻仁（杵）八分，粉草薢四钱，苡仁四钱，焦谷芽五钱，白蒺藜四钱，煨天麻八分，冬瓜子五钱，白前二钱。

四诊：10月4日。静则怕冷，动则怕热，营分不和，素体阴薄阳亢，舌黄垢，口淡黏，神疲乏力。就症状及口味而言，痰湿未化，当再燥湿宣中。

处方：生穹术钱半，生香附钱半，白蔻仁（杵）八分，枳壳钱半，六曲四钱，姜半夏三钱，陈皮钱半，苡仁四钱，通草一钱，白茅根一两，黑山栀三钱，陈佛手一钱，白杏仁四钱，水炙紫菀钱半。

五诊：10月11日。疲劳较好，口干淡，心慌不宁，耳响。痰湿已久而未净，营分不足，宜以理气安神法。

处方：白杏仁四钱，冬瓜子四钱，白蔻仁（杵）八分，苡仁四钱，六曲四钱，宋半夏三钱，炒枣仁三钱，远志肉钱半，炒车前子（包）四钱，通草一钱，黑山栀三钱，乌药钱半，淮小麦一两，红枣五枚。

六诊：10月18日。口淡黏，心慌自汗，纳食不香，得食饱胀。积病已久，体弱气滞，法当醒脾和胃。

处方：炒枣仁三钱，龙眼肉七枚，六曲四钱，盐半夏三钱，白蔻仁（杵）八分，枳壳钱半，生蛤壳五钱，冬瓜子五钱，乌药钱半，川楝子三钱，煅牡蛎一两，淮小麦一两，红枣五枚，焦谷芽五钱。

【黄少堂、王秀娟按】患者病已两年余，经西医诊断为神经官能症。经二诊后自觉很舒服，三、四诊后更见好转，五诊后患者要求疗养，故在六诊后赴外地休养。

【总述】

痰与湿二而为一也，其因不外风寒湿之感，七情饮食之郁，但其成也悉由中虚而来。夫痰即水也，湿亦水也，其本在脾，其标在肺。在脾者运输失健，化微乏力，以致浊滞而为痰为湿；在肺者治节无权，水精不能输布，致津气失畅而为痰为湿。故痰湿之证变化多端，症情亦甚复杂。

曹师在临床上治痰湿之证，运用畅肺以理气，扶脾以渗湿，皆有显著效果。并云此证虽属脾失运输，但亦是气血升降之流行受其影响，故必须疏泄肺气以利三焦之机能，使气化畅通；再以助脾健运，则痰湿可去。至于寒痰宜温，热痰宜清，燥痰宜润，胶痰宜泻，则当细心辨治。

泄泻

案 1　袁某，女，35 岁，公费医院（住院号 5994）。

初诊：1961 年 4 月 5 日。脾运失职，水谷之湿聚积，致大便溏泄日久，且晨起面浮，头晕心跳，少寐多梦，脉软弦，舌苔薄白。当先助运利湿法。

处方：白术皮钱半，茯苓皮四钱，冬瓜皮五钱，粉萆薢四钱，炒车前子（包）四钱，泽泻三钱，炒枣仁二钱，抱木神四钱，广木香一钱，黄芩炭钱半，焦六曲四钱，台乌药钱半，大腹皮三钱，川断四钱。

二诊：4 月 12 日。便溏未正，脘腹胀满，心慌少寐，体疲肢软。由于脾运亏损，气化失调，当培养之。

处方：甜冬术三钱，怀山药四钱，炒枣仁三钱，抱木神四钱，九香虫七分，炒车前子（包）四钱，杜仲三钱，桑寄生五钱，川断四钱，金毛脊四钱，冬瓜皮七钱，陈麦柴五钱，炙鸡金（砂仁末八分同拌）四钱，陈佛手一钱。

三诊：4月19日。便溏腹胀较好，溲亦见少，惟面浮口淡，胸次不畅，夜寐多梦，体疲肢软，脉软弦。脾运未复，再当依原法为治。

处方：甜冬术三钱，怀山药四钱，青皮钱半，陈佛手一钱，九香虫七分，陈麦柴五钱，炒车前子（包）四钱，通草一钱，杜仲三钱，桑寄生五钱，川断四钱，金毛脊四钱，炙鸡金（砂仁末八分同拌）四钱，炒谷芽五钱。

四诊：4月26日。便溏已止，而未成条，但晨起面浮口淡，少寐，全身乏力，脉软弦，舌薄。此积亏已久，气血未复，当以益气养血为要。

处方：潞党参钱半，制於术三钱，茯苓四钱，当归身钱半，赤芍三钱，金毛脊四钱，台乌药钱半，陈佛手一钱，炙鸡金（砂仁末八分同拌）四钱，冬瓜皮七钱，生苡仁四钱，炒车前子（包）五钱，杜仲三钱，炒谷芽五钱。

【黄少堂、王秀娟按】患者病已两年，西医诊断为神经官能症，但是病已反复多次，故以中药治疗。经服 20 余剂，便溏已转正，因体力未复，转入疗养院修养。

案 2 卢某，男，38 岁，仁济医院（住院号 13735）。

初诊：1961 年 4 月 29 日。肝木克脾土，致便行溏泄，已有数月，耳鸣，脉软弦。当培土柔肝法。

处方：甜冬术三钱，怀山药五钱，煨木香一钱，台乌药钱半，焦六曲四钱，炙鸡金二钱，炒车前子（包）四钱，通草一钱，川断四钱，桑寄生四钱，杜仲钱半，金毛脊四钱。

二诊：5 月 6 日。便行溏薄，纳食少味，胸腹饱胀，好太息。此肝木克土，中宫气滞，法当调气益土法。

处方：白蔻仁（杵，冲）八分，枳壳钱半，香橼皮钱半，广木香一钱，焦六曲四钱，炙鸡金二钱，甜冬术三钱，焦山药五钱，炒车前子四钱，通草一钱，川断四钱，金毛脊四钱，煅瓦楞粉（包）一两，炒谷芽五钱。

三诊：5 月 27 日。纳食较醒，便溏较减，惟脑响耳聋。此肝亢脾弱之证，当再运脾理气法。

处方：焦六曲四钱，宋半夏三钱，枳壳钱半，春砂仁末八分，广木香一钱，台乌药钱半，莱菔子四钱，炒车前子（包）四钱，金毛脊四钱，川断四钱，陈皮钱半，炒谷芽五钱。

四诊：6月3日。大便时干有稀，便时先腹鸣且胀或痛，纳无味。久病气虚脾弱，升降失节，法当扶土理气助运法。

处方：理中丸（包）四钱，肉桂丸（吞）五分，苏梗三钱，煨木香一钱，台乌药钱半，大腹皮三钱，漂白术三钱，焦山药五钱，陈皮钱半，炒谷芽五钱，赤苓三钱，炒车前子（包）四钱。

五诊：6月10日。大便转干，腹痛亦止，惟寐则腹鸣，耳仍不聪。脾气虽升，而气机未复，当再培土理气。

处方：漂白术三钱，焦山药五钱，苏梗三钱，广木香一钱，台乌药钱半，生香附钱半，炒车前子（包）四钱，通草一钱，新会皮钱半，炒谷芽五钱。

【黄少堂、王秀娟按】患者便泄数月，诊断为木克土，在五诊之间虽有出入，但始终以见肝之病必先实脾之法而效。

案3 陆某，女，38岁，仁济医院（住院号13145）。

初诊：1961年4月8日。脉软弱少力，舌中根腻，便溏已半年，色深腹痛，溲赤带多，头晕多梦。此脾运不振，湿热内滞，肝失疏泄，法当健脾泄热。

处方：参苓白术丸（包）四钱，香连丸（吞）七分，广木香一钱，青皮钱半，煅石决明一两，磁朱丸（包）四钱，煅乌贼骨五钱，愈带丸（包）五钱，焦六曲四钱，炒谷芽五钱。

二诊：4月15日。腹中渐和，惟便溏未已，色转黄，头晕耳响目花，带多，脉软弱无力，舌根垢腻。此脾运未复，湿邪未化，再当扶土化湿法。

处方：甜冬术五钱，怀山药五钱，台乌药钱半，广木香七分，青皮钱半，冬瓜皮七钱，煅石决明一两，磁朱丸（包）四钱，焦六曲四钱，炒谷芽五钱，炒车前子（包）四钱，煅乌贼骨五钱，金毛脊四钱，愈带丸（包）五钱。

三诊：4月22日。便溏已止，惟口黏而淡，舌白腻，头晕多梦，耳响目花，又值经来甚多。此积虚之体，宜以调养。

处方：煅石决明五钱，磁朱丸（包）四钱，焦六曲四钱，宋半夏三钱，台乌药钱半，大腹皮三钱，煨木香一钱，炒车前子（包）五钱，川断四钱，金毛脊四钱，炒白薇钱半，固经丸（包）五钱。

【黄少堂、王秀娟按】患者病已半年，致气阴两亏，脾虚肝亢。在初诊时，投以健脾泄热法，湿热得化；二诊以健脾理气法，三诊以调和肝脾法，善后以调养气血培其本。

案 4 新某，女，37 岁，仁济医院（住院号 15497）。

初诊：1961 年 7 月 15 日。脾喜燥而恶湿，转运失司则水湿内困，精不上输则下泄，以致大便溏泄，且为统血之脏，输运失权则血不归经，使溢于肌肉，则见皮下出血，脉软弦，舌质淡苔薄白，头晕多梦，口淡好嗳，一身乏力。法当健脾为主，佐以理气。

处方：甜冬术三钱，焦山药五钱，焦六曲四钱，姜半夏三钱，香橼皮钱半，广木香一钱，白蔻仁（杵）八分，枳壳钱半，冬瓜皮五钱，炒车前子（包）四钱，川断四钱，桑寄生五钱，朱灯心五分，焦谷芽五钱。

二诊：7 月 22 日。久泻伤脾，气分自弱，弱则气滞，进补脾调气之剂，便溏得减，当再宗前法。

处方：漂白术三钱，甜冬术三钱，焦六曲四钱，姜半夏三钱，广木香一钱，乌药钱半，白蔻仁（杵）八分，枳壳钱半，冬瓜皮七钱，炒车前子（包）四钱，川断四钱，桑寄生四钱，银花藤五钱，功劳叶三十张。

三诊：7月29日。脾阳不足，又遇暑湿之令致内外交困，气机升降被阻，面浮足肿，胸次痛，皮下血点忽隐忽现，腹胀且鸣，溲利，脉濡舌白。法当疏运之。

处方：生穹术钱半，生香附钱半，范志曲四钱，焦苡仁四钱，姜半夏三钱，煨木香一钱，乌药钱半，大腹皮三钱，丝瓜络三钱，青葱管一尺，冬瓜皮七钱，炒车前子（包）四钱，白蒺藜四钱，赤芍三钱。

四诊：8月5日。脉软弱少力，舌苔白腻已化，惟浮肿依然，胸次尚痛，便溏较减。湿邪虽化而脾运未复，仍宜调养。

处方：制於术三钱，甜冬术三钱，焦六曲四钱，姜半夏三钱，乌药钱半，大腹皮三钱，冬瓜皮七钱，白扁豆四钱，白蒺藜四钱，赤苓三钱，炒车前子（包）四钱。

五诊：8月12日。浮肿已退，便溏较好，但腹部膨胀，早轻夜重，头晕口淡，脉软弱少力，舌薄白。此脾阳未充，气滞未化，以致因病而虚，因虚益病。仍宜健脾之本，佐以理气。

处方：制於术三钱，炮姜炭一钱，焦六曲四钱，姜半夏三钱，炒枣仁钱半，远志肉钱半，广木香一钱，台乌药钱半，川断四钱，桑寄生四钱，九香虫七分，陈麦柴五钱。

六诊：8月19日。脾虚则气弱，在表则易感外邪，引起浮肿，在里则食后寐醒腹胀，可知中运不健，抵抗力乏，故枝枝节节而为病也，故以固表助运法。

处方：生黄芪钱半，防风钱半，漂白术三钱，黑附块一钱，姜半夏三钱，橘红钱半，焦六曲四钱，焦苡仁四钱，白蔻仁（杵）八分，炙鸡金四钱，香橼皮钱半，炒车前子（包）四钱，九香虫七分，煅瓦楞粉（包）一两，通草一钱，焦谷芽五钱。

七诊：8月26日。药后诸恙见减而未除，由于积亏已久，宜以原意出入。

处方：漂白术四钱，生黄芪钱半，黑附子钱半，防风钱半，姜半夏三钱，焦六曲四钱，沉香屑（冲）四分，煅瓦楞粉（包）一两，香橼皮钱半，九香虫七分，炒车前子（包）四钱，焦谷芽五钱。

【黄少堂、王秀娟按】患者便泄一年余，反复发作，类似便泄，止则浮肿，肿退则便泄。药后较有改善，但不能完全消除。投玉屏风加附子得效，最后以八珍善其后，并嘱节饮食，慎休养。

【总述】

泄泻之因，无不由于脾胃，盖脾主运化以腐熟水谷，而化气化血以输养各脏。若饮食失节，起居不时，以致脾胃受伤，则水反成为湿，谷反成为滞，精华之气不能输化，乃致便下失常而酿成泄泻，脾强者，滞去即愈。弱者因虚而易泻，因泻而易虚，气随泻耗，气耗则阳衰，阳衰则阴盛。《素问·阴阳应象大论》中曰："清气在下则生飧泄，浊气在上则生䐜胀。"此之谓也。然而尚有病于热者，如饮酒之人或饮食不节之人郁结而化热，热迫下注而泄泻者，如《素问·至真要大论》曰："暴注下迫，皆属于热。"但是在临床上往往出现虚中夹实、寒中夹热之证，必须随证应变，先急后缓，或导滞分利，或标本兼施，治乃有准。

曹师在上例案中运用疏中利气，健脾化滞之法。或先清热化浊，再以健脾；或先健脾，再以助运化滞；或升清益气，佐以健运。可知对证立方，因而辄收效果。所谓读古而不泥于古，采方而不执于方，化裁之妙，足以启发后学。

医话

治病首重肺脾

盖肺主一身之气，胃乃十二经之海，肺气通调则脏腑之气皆调，胃能降和则气血之化源充沛。然肺为华盖，又为娇脏，位居上焦，喜清虚，恶邪浊，故治肺之病，药宜味薄气升，轻清上行，可使肺气得宣，邪无留恋，重则药过病所，效反不彰。因此，我于疏肝、解郁、通肠、利小便中，亦常用轻清宣肺之药，往往事半功倍。至于治胃之病，药宜味厚气醇，可使胃气下降，浊不上蒸，心肺得宁，肝胆不勃[①]，轻薄之药则无济于病矣。虽然欲其下行并不专于荡涤腑肠，而只以导滞去浊而已。

昔贤云："病有死于清道、浊道者多矣。病于清道者宜治肺，病于浊道者宜治胃。"能知此种精义而善于灵活应用，对各种杂病之施治思过半矣。

通肺气以治肝

夫肝为刚脏，气易郁结。肝气郁结者，每见胸胁苦满、胀痛不舒，疏肝利气之药当是必用之品。若加肺经之

---

① 勃：旺盛。

药，功效更捷。盖胸胁乃清噌^①之品，肺脏所居，肝络所过。胸胁胀满虽因肝气郁结，亦由于肺气不畅。肝乃体阴用阳，非柔不克；肺乃娇脏气清，非润不降。且肝郁之人不但气滞且有郁火，而疏肝利气之药每多香燥，燥从火化，易伤肝阴肺液。临床上养阴柔肝之剂，余常用一贯煎和白芍、首乌等品，但对肝阴肺液未伤而无舌光口干之症者，如早用又有腻滞气机之虑，故余每参以紫菀、杏仁、枳壳、桔梗、蒌皮、贝母等轻灵清润之药，方无流弊。吴仪洛云"紫菀、杏仁并能解肺郁"，王好古曰"桔梗加枳壳治胸膈滞气"，贝母辛散肺郁，蒌皮荡涤胸中郁热，性味润而不滞，开而不燥，使肺气得畅、肝气疏通，胸胁苦满胀痛自解。此治肺疏肝利气之要旨也。

通浊滞以治胃

盖胃为仓廪之官、水谷出入之道，位居中焦，乃升清降浊之器。叶天士云："脾宜升则健，胃宜降则和。"胃气不降，秽浊内蒸，易于留邪致病。治胃之病，药宜味厚气沉，重浊下行，使胃气和降，秽不上熏，心肺得宁，肝胆不

---

① 噌：音 hōng，钟鼓声。

暴。治胃浊之法，并不重于通肠去浊，而着重于导滞去浊。然滞证不一，有痰滞、湿滞、气滞、血滞、食滞等，须辨证论治，不能拘泥。但滞证既成，当宜导滞，如痰滞用二陈，湿滞用平胃，气滞用四七，血滞用桃仁、红花，食滞用六曲、楂炭之类。除治因之外，尤当善于应用"胃宜降则和"之法。降者降其浊气，浊气得降，则痰、湿、气、血、食得有去路，则不使蕴蒸化热，结成燥屎，而收曲突徙薪之功。降浊之药，如保和丸、莱菔子、火麻仁、瓜蒌仁之属，消导下气，化痰润肠，使诸滞之症导而下行。此乃治胃导滞降浊之法，亦下不伤正之道也。

通气治湿法

夫人在气交之中，六淫为病以湿为最广，因湿乃重浊之邪且易与五淫之气相并，如风温、寒湿、暑湿、湿温等症，前贤皆有专论，不必赘言。外侵之湿及水谷之湿未成上述病况，而表现为胸闷腹胀、体疲乏力、头晕作泛、面浮足肿等症。如《素问·太阴阳明论》云："伤于湿者，下先受之。"《至真要大论》云："诸湿肿满，皆属于脾。"良以湿为阴邪，最为淹缠，而且下先受之，恒易纠结津液为痰为浊，相互胶结，蒙蔽清阳，阻遏气机，致升降运化皆失其常。故吾在临床治湿之中，每参以宣肺利气之药。不观乎油漆墙壁，每逢霉湿熏蒸，形成水湿淋漓，一经洞开窗户，风气动荡即见干爽，无他，气得其通也。处理人感受湿浊之邪何独不然，每于辛燥剂中佐以宣泄之品，便得湿化痰解，痰利垢下，非遇寒湿固结之症，正不必借助辛温重剂也。

止血须行血为主

人禀气血而生存，气为血帅，血随气行，肺主气以朝百脉，心主血以养百骸，气为卫，血为营，上下升降循环无息，六淫不伤、七情不郁、营卫平调则无壅决之虞。肺之治节失宣，必致壅闭不得循经流注，失其常度，故血有妄行之患。夫血之妄行，未有不因热之所迫，盖血得热则溢，血气俱热，血随气升乃咯吐也。因此，吾喜用十灰丸以治血，取其凉血而有生动之机，如大、小蓟之凉血行血兼能去瘀生新，余如茜草、茅根、丹皮、山栀、荷叶、侧柏等皆具有凉营行瘀、清气泄热之性，惟棕榈一味带收涩而已，其妙尤其附以大黄，乃得行瘀道热而完成止血之功。

若仅用阴凝固涩之剂，使血凝而成瘀块，致气血不畅，造成类似之怯症，实可惜焉。

治病用宣、通、利三发

吾一生治病要诀：一曰宣清道，二曰通浊道，三曰利幽门。宣清道可以透无形之邪，通浊道可以祛有形之滞，利幽门可以理上下之气。表证之留邪郁结者、里证之痰气胶固者，宣清道足以透之；里证之留滞宿垢者、气滞交阻者，通浊道可以夺之；欲吐不得、欲便不畅者，开幽门可以利之。要之病之死于清道、浊道、幽门者多矣。此"宣""通""利"三字是吾50余年处理杂病的三法，所谓万病惟求一通也。

衰老、虚乏、幼稚的治法

古人云：脾胃为后天之本，主生化之源。年高、虚乏、幼稚三者，大都脾弱体虚，饮食入胃，输化不净，每易蒸变为痰，痰气阻遏，辄易消瘦、疲乏。治者宜疏其气血，令其条达，以复其常，不宜投蛮补。当知六腑传化不藏，以清通为主，而参以培养则可；一味滋腻壅塞，成为气有余即是火之因，易于因病致病、重壅其壅之弊，致有面浮腹胀、纳不思食等状，且人身传化能得清通，三焦自然得其调和而臻健康。古训疏补、补疏交替之法，实有妙意存焉。

论补阳还五汤

补阳还五汤为王清任氏所创，药有黄芪、当归、川芎、桃仁、红花、赤芍、地龙等，世多用于偏枯或中风之前兆期。其中唯黄芪剂量须重至二两，始可得效；能用至四两，其效更佳。若胆怯而减轻用之，反促使其病由退而进也，重用之使不碍其上而反达于下，即古人轻清上浮、重浊下降之旨也。《素问·调经论》中云："气血以并，阴阳相倾，气乱于卫，血逆于经，血气离居，一实一虚。"盖气为血帅，气行则血行，气滞则血凝，明夫血随气行，亦血随气滞，但气滞而血不随之滞者，是气之不足，非气之有余，不足之气波及于血，于是气以血为窟宅，血以气为御海，遂蒸迫津液而为火，以致相并而上，成为上实下虚之境。此时每见头晕、脑胀、目花、耳鸣、气逆、神昏、麻木、痰涌、肢冷等症。斯时也，非用大剂益气之品不能鼓其气复，又以行血导下佐之散其营结，则虚实可平。精要所在，可不细玩耳。

白芍、甘草之运用

白芍甘草汤系《伤寒论》主治脚挛之方，实具有理阴散结之功，故配合运用甚广。考《伤寒》《金匮》两书，用白芍、甘草有数十方，主治头痛、肿痛、身体不仁、酸痛、腹痛满、咳逆、下利、肿脓等症。查《本经》，芍药主治邪气腹痛、除血痹、破坚结、寒热、疝瘕、止痛、利小便、益气等，甘草主治五脏六腑寒热邪气、坚筋骨、长肌肉、倍气力、金疮肿、解毒等。二味相合，对肝脾二经有很大作用，吾在临床上对肝脾二经无积实之症往往采用，在缓肝之时，效如桴鼓，即平日之腹痛气痛用之亦效。盖酸甘合而能生阴津，芍药入脾经能泻肝木，甘草缓肝益土所以制肝补土。脾主中焦，运行得健，肺气得益，治节得司，肝木受制，且金水相生则木得涵养，升降调和则病自消。

昔年长孙患热证，热退便通，腹左剧痛，余即以此二味煎汁饮之，少顷即止。

失眠用万氏牛黄清心丸之功效

《灵枢·邪客》中说："厥气客于五脏六腑，则卫气独卫其外，行于阳不得入于阴。行于阳则阳气独盛，阳气盛则阳跷陷，不得入于阴，阴虚故目不瞑。"又说："补其不足，泻其有余，调其虚实，以通其道，而去其邪。"余读而反复寻思，所谓通者通其神明之络，去者去其外迫之邪。意旨深远，实可意味。近年来病失眠者多矣，且因于多梦纷纭者为尤甚。如投镇心安神、养阴柔肝等未得其治，良以阴虚则火旺，火旺则蒸液而为痰，痰之在肺在胃可泄可逐，而痰热扰于厥阴之络，近似热迫心包。法宜师温热病热陷心包之意，减其剂量，藉轻清清其昏蒙之火，则邪可去而神明之气自通，眠亦安枕矣。于此可知，治病之法，轻轻重重之间相机而用之，其应如桴鼓。考万氏牛黄清心丸清心泄热、安神调气，实有交济阴阳之功，且无麝香，故无窜扰心神之弊。

海参与蛏子之功效

海参为动物类，其性甘温，质含滋胶能生百脉之血，出辽海红旗街者为最佳。凡血去阴伤之体服之，培血之功甚于归、芍。服法，或漂淡煮炖极烂或炙脆为末。如陈某，年六十四，患血虚已有数年，且素有气喘，兼有肝肿大，面色㿠白，一身乏力。经调治后，气喘已平，但面色体力依然。遂劝他服海参为末，日服三钱，十余天后，自觉有转机，再劝其继续服用。

蛏子为介类，性辛味美，具有滋阴养胃之功。对于积弱之体或高年病去体弱、胃纳食欲不香等情况下可以服之。如周某，年七十八，患呃逆之后，食欲不香，遂劝他停药，并嘱一天服蛏子五六只。数天后，胃纳逐步增加，精神遂振。

久病知休养

余自稚年至二十有四岁，穷年辗转床褥与药炉茶灶为侣，读佛读医，渐知养生之道，所谓脑无杂念，心如止水，动则不知其劳，静则不知其寂，这就是劳逸动静结合的妙谛。个人却病养生，获益不浅，方法不外动静两式。

伏案默读：手足冷时，演拳击式（太极最好，其他活动亦佳），四肢立见温暖，触是运行气血周偏之证。主要是在促进气血周流，络脉贯通，有宣发性，有催迫性，是动中之阳，血行而气易周流。

劳作之余：烦热气促，息心静坐，呼吸立见均匀，触是气血运行周偏之证。主要恢复气血生理上自然的动作，有灌溉性，有润泽性，是静中之阴，血行而气却内敛。

谈谈服药

邓姓之妻，患胁痛，气逆撑攻，曾经某医付以旋覆花、代赭石、瓦楞壳、左金丸、橘白、半夏、鸡内金、佛手、绿萼梅瓣、谷芽等煎药一盂。其夫促伊速服，遂一气饮尽。讵知药甫下咽，胸腹即饱胀如鼓，痛剧致厥。金谓药不对证，邀余往，及诊不为处方，惟告以此乃服药过猛，痰气骤然被迫，中气运转呆滞所致，稍缓得矢气便愈。并嘱其嗣凡降气之药，宜宗多顿少吃之法。遂依法仍服前方，毫无苦楚。此病者所不知而医者宜预告者也。如余在临床中用润肺、利溲、导滞、助运诸剂，俱令分次缓服。又如头面耳目部药宜食后缓服，通便药宜食前服，表药宜少煎，补药宜久煎，疟药须于病前服之，斯得药力之效也。

黄疸病的预征

疾病每有预征。即如黄疸病在未见面目黄色之光，在病者金津玉液地方先见黄色。穴在舌下，医者在望诊时先予察觉，可为临诊之一助。良以脾脉散于舌本，故得舌下先显预征，然后黄色外达眼目、皮肤、及于全身。

舌强之病理

夫手少阴心之经，其脉通于舌根；足太阴脾之经也，其脉通于舌本。心脾气虚为邪所侵，即随脉至舌。热气留于心，血气壅滞，故舌肿；肿则脉张急，则舌肿强也。痰气滞于脾，升散舌下，则舌本强不能舒卷。古人云：肥人多湿，瘦人多火。故吾对肥人舌根强硬，宜作湿痰治；瘦人舌根强硬，应作心火治。虽病久正虚，不可纯用补药，以免壅滞经络中之痰火。

小儿麻痹症验方

小儿高热病后，往往一臂一腿或两腿麻痹痿软。此乃先天所禀肾气薄弱，阴寒凝聚于腰膝所致也。余用补骨脂二钱，黑木耳二钱，补骨健力；威灵仙二钱，红枣二枚，逐寒养血。嘱病家常常服之，每获良效。衡山路丁姓之女孩，6岁，在数月前患高热之后，右腿麻痹不能行立，纳佳眠酣，二便通调。予以上方，服10余剂后，觉能屈伸；遂嘱其陆续服之，一个月后以能自己行立而告愈。

谈战与栗

战汗者，邪与正争，正胜则战汗而解矣。故凡邪正之争于外者，为战汗，向愈之证也。其因由于邪从外侵，心火亢极，水化制之，两相争胜，故寒战于先后得汗而解矣。此言伤寒传变之候也。若疟疾亦有战汗，为营卫经脉之失调，非伤寒症一战而愈之重要也。

栗者，邪气肆强，元气虚乏，但栗而不战，正虚邪胜，危候也，急直温热回阳。其因由于邪浸于内，阴气盛，阳气虚，故微寒而栗不已。此亦伤寒传变之证也，若湿温初起非在此例。

温州路王姓之子，伤寒六日，战汗淋漓，家人疑为汗脱将死。吾曰：其病将愈。并嘱其勿惊勿扰，以养其神，待其醒后，服稀薄粥汤以养之，善后加以调理可也。

脉见歇止有虚实之分

在临床上，我对病者的脉搏歇止有这样的区别：认为暴病脉现歇止，是属于痰阻气机的原因为多，一般属于实证，只须清热化痰顺气为主，如有兼症，当随证施治，病属尚无危险；如果久病而见脉歇止，足证病者元气虚极，病已入危；又在诊脉时发现病者二手尺脉弦紧者，为房劳所伤。

王某，男，54岁，仁济医院（住院号13392）。

脉歇止，舌黄白滑，口干苦黏，胸闷好嗳，便闭三日，溲黄，骨节酸痛。痰浊内阻，气机失司，法宜宣通。予以瓜蒌仁泥一两，火麻仁泥一两，白蔻仁八分（杵，后入），枳壳钱半，白杏仁四钱，宋半夏三钱，焦六曲四钱，陈皮钱半，炒车前子四钱，通草一钱，丝瓜络三钱，酒炒桑枝一两。服3剂后，大便通畅，诸症见减，脉搏歇止亦转弦滑，再经大便调理而愈。

刘某，女，85岁，仁济医院（住院号18662）。

脉来歇止且大小不匀，舌质红，咳嗽痰沫气急，面目浮肿，一派正气虚极、升降失职，非药力所能拯，勉宜养阴益气，佐以理气化痰。予以吉林人参须一钱，西洋参一钱，远志肉钱半，炙橘白钱半，川断四钱，桑寄生五钱，煅瓦楞壳五钱，绿萼梅钱半。药后未见其效，三日后死亡。

腑垢色辨

粪便者，饮食之糟粕也，出自传导之腑。病则便变，变而有别，可测知气血之变化、寒热之轻重，姑叙数端以申述之。粪下夹血而色鲜者，为肠间血；粪下色黑而光亮者，为胃中血；粪下成条状而艰涩者，为热证之轻；粪下如弹丸而难解者，为热证之重；粪下稀薄如沫色深而烙肛者，为热泄；粪下稀薄如水色淡者，为寒泄。老年人粪下粗大而不畅者，为气弱气滞；青壮年人粪下细条而色淡者，为气弱火衰。粪先干而后溏，或色青深，或色淡黄，均为脾阳不振之象。粪下夹黏者，为肠间积蕴湿热，虽有泄泻却不可遂用敛涩则最须考虑。又有矢气，但求通畅。若频频矢气而不畅者，为肠间有发酵之热象；若矢气频频而无力者，为气虚下陷之证。

外用消癥法

癥瘕之病由渐而来，若单服汤剂，效力甚缓，用外治相互并进，则收事半功倍之效。方为乳香四钱，没药四钱调气化；王不留行一两，当归尾四钱解瘀结，水红花子三钱，皮硝五钱软坚化凝。共研细末，用高粱酒调和，带潮装纱布袋内，袋依癥瘕之大小为准，将药袋平铺在病人患处之块上，但先放一二层纱布，再放药袋，可避皮肤反应。待病人自觉患处感觉不好过时，劝其忍耐二三分钟即去之，过两小时后，再照上法进行。然而不可连续使用，以免皮肤起泡。另外佐以内服培养之药，癥瘕可由渐而消。应注意者，用时要留心病人状况，得其半好即止，即《经》所谓"衰其大半而止"之义也。

煎厥头痛

何汉生，性情豪爽，无诈伪态。惟肝木偏亢，语多质直，加以心营久亏，疑虑过多，乃致阳气升多降少，头痛如劈，大汗如雨，竟致昏厥，来邀余诊。见其状果甚危迫，即以羚羊、石决、丹皮、杭菊、磁石、天麻、竹沥、半夏等服之，见苏，病虽得缓，而终不能痊愈。缘告以摄养法，宜从"静"字入手，静则阴生，劳则阳张，伊颇信而行之，病渐告愈。可知摄养非无助于药力也。

晨起冷汗之治疗

夏广懋先生病上身晨汗甚多而肤冷，粪下色黑，先干后溏，投以脏连丸二钱，两天即瘥。盖肺与大肠相表里，肠热得泻，则火降而心营无扰，汗自止矣。

疰夏

疰夏，又名夏痿，多患于春末夏初，常现手足酸软、食少神倦、五心烦热、口苦舌干等症。

按此季节地湿上蒸，天热下降，湿热交蒸，脾胃薄弱之质，升降运输失职，使汗出溱溱、神倦身困；而汗易伤阴，暑易伤气，气伤则阳虚而正气不足，一如诸症汇集，状如虚怯。此症常见于春末夏季之间，然交秋后亦能自愈。

然百日左右之缠绵，于精神健康亦大有妨碍。我对于此疾者，拟有先事防卫之治法，方用参归益气汤加减使用而获显效。

如张某，女，36岁，住新闸路911弄7号。在1962年5月20日来诊，连年患上述症状。予以潞党参一钱，全当归二钱，白芍一钱，熟地一钱，甜冬术一钱，茯苓一钱，陈皮一钱，麦冬一钱，五味子十粒，乌梅一枚，川柏、知母各七分均酒炒，甘草五分，大枣一枚，六曲一钱，炒谷芽一钱，共研极细末。每服一钱，日服2次，开水调服。

又吕克强弟弟，7岁，住延安中路740弄29号，于

1962 年 4 月 26 日来诊。每年入夏不思纳食，喜饮水果和开水。处方：黄芪一钱，党参一钱，陈皮一钱，白术二钱，六曲四钱，宋半夏三钱，麦冬二钱，五味子五分，生姜一片，大枣三枚，炒谷芽二钱，黄柏一钱，共研细末。每服五分，日服 2 次，开水调服。

上述二人由服药后均得精神振作，纳食如常。

呃逆

娄门木商郎姓之妻，无端呃之不已，别无痛苦，惟觉胸次痞闷耳。询以曾否服药，答曰：药都不效。遂即用纸燃令其取嚏，连得十余嚏而呃频止。盖以肥人多痰，饱食即卧，作呛而醒，痰气哽嗌，乃致作呃，气通则呃止，理所当然。

痿证

王某，男，年三十，患脑膜炎而入公费医院治疗。经治后已愈，但发觉小便不通，需努力挣扎，方点滴而下；大便艰难，二三日1次，或需灌肠；两脚无力，不能站立，已有三月之久。在1962年4月18日转予诊治，面色尚佳，纳不知饥，夜寐不安，小便虽急而不通，须等待努力方见点滴而下，大便艰行，两脚无力，脉来软弦，舌黄口干。症因合参，此湿热内陷，阴液被耗，痿证也。予以养阴化湿，佐以润滑法：大生地五钱，炙龟甲五钱，川柏钱半，粉草薢四钱，乌药钱半，沉香曲四钱，瓜蒌仁泥一两五钱，火麻仁泥一两五钱，白茅根一两，黑山栀三钱，川断三钱，桑寄生五钱，橘白钱半，炒谷芽五钱。3剂后，便通而不畅，小溲仍须努力不畅色赤，湿热蕴结，气化未利。

仍宜存阴化湿，佐以理气法：大生地五钱，炙龟甲五钱，香橼皮钱半，广木香一钱，生草梢七分，炒车前子四钱（包），枸橘二钱，粉草薢四钱，川断四钱，桑寄生五钱，火麻仁泥一两，马勃一钱，土贝二钱。3剂后，溲时溺管支急，所下不多，色转清，便仍艰，当再调气分利：川楝子三钱，炒车前子四钱（包），通草一钱，白茅根一两，枸橘二钱，路路通三钱，火麻仁泥五钱，瓜蒌仁泥五钱，沉香曲四钱，保和丸四钱（包），川断四钱，桑寄生五钱，大生地五钱，炙龟甲五钱。3剂后尿量见多，惟溺管支急依然，便通，气机虽行而气化未复，由于肺肾之阴不足，宜益气养阴法：党参三钱，大生地五钱，黑元参四钱，天冬二钱，川楝子三钱，炒车前子四钱（包），火麻仁泥五钱，瓜蒌仁泥五钱，杜仲钱半，桑寄生五钱，沉香曲四钱，炒谷芽五钱，料豆衣四钱，川石斛四钱。3剂后溺管支急已减，小便量多，便通，两脚自能站立而不能行动，仍以前方加知柏地黄丸三钱（吞）。3剂后已能行动，但歪斜不正，小便时尚须努力，纳已佳，此气阴未充，仍当培养：党参三钱，制首乌四钱，炙橘白钱半，宋半夏三钱，金毛脊五钱，粉萆薢四钱，川断四钱，桑寄生五钱，炒车前子四钱（包），川楝子三钱，丝瓜络三钱，桑枝一两，牛膝钱半，杜仲钱半，知柏地黄丸（分2次吞）。3剂后情况好转，但溲时必须努力方得畅行，此中气未充，生息失宜，仍宜原意增损：党参三钱，吉林人参须一钱，川石斛四钱，炙橘白钱半，川断四钱，金毛脊四钱，杜仲三钱，桑寄生五钱，川楝子三钱，枸橘二钱，炒车前子四钱（包），马勃八分，夜交藤四钱，炒谷芽五钱，知柏地黄丸四钱（吞）。五剂后精神较振，行动已正，惟尚觉少力，气液未足，仍以原方服 10 剂而愈。

阳痿

忆昔年在公安医院任顾问时，有苏北人来院治疗，观其年龄尚在 20 余岁，面色尚佳而无病态。问其症状，答其他皆好，惟阳痿已数年，经过各方面治疗均无效果，所以请老医师一治。检阅所服之方，凡温肾助阳之品，如附子、肉桂、仙茅、巴戟、鹿角、苁蓉等。乃告之曰：汝病已久，莫急莫躁，莫忧莫恐，但在治疗服药时期，必须放怀悦情，绝念断欲，各居一室，在三四个月之后，可能使你恢复。因思人身之病不外乎气血阴阳，非失于亏乏，即失于条达，若阴阳配合，气化周转，生养之精微不失其常度，岂能病焉？考阳痿者，火衰之因也，然而有气不足以鼓其气、血不充以坚其筋、水不足以濡其源亦能成痿。《经》云"治痿独取阳明"，胃为多气多血之脏，以濡宗筋而利机关。即予以补中益气丸以鼓气，青娥丸温肾纳气以滋肝使坚筋，天冬滋肺益肾以济其水源，则气血畅流、精微自注。未及三月即告效能，再以补气益血之品以善其后。

癃闭

癃闭患者年老居多，因年高气弱，阴液亦亏，肝脏疏泄之能较弱。夫肝脉络阴器，每易气滞，滞则生热，热移于下，以致小溲既黄且少，甚至支急难下，或点滴不通。惟有宣太阴之源、泄膀胱之热、调下焦之气，如一味硬攻，尤恐反壅其气，气不化使溺道愈迫而愈难下。盖肺主气，又为水之源，又赖三焦之气化，水道乃能通调。因此，吾治癃闭以知母、黄柏、萆薢、紫菀、杏仁、枳壳、炒车前子、生草梢、通草、川楝子、乌药、陈皮、苡仁等品为出入。若通而不畅，加以通关滋肾丸以滋其气化可耳。

精窍道痹

张某睾丸为木槌柄失手撞伤，时时发热肿痛，已历八年之久，后经西医治疗得以平复。但尚觉不舒，再经检查，诊断为精压迫，精子没有出路，除手术外无他方法，介患者于予处诊治。观其色，察其脉，问其状，皆无特殊异态，惟觉小腹及睾丸不舒、射精不畅之感。因此，默思该症先伤于外击，气血受损，精室被郁，郁则发热发肿，热肿虽消，但日久则阴虚液亏，致精不化气、气失输布，使精窍道被痹而有不畅之状。治以宣气行血，和络通窍之法。药用白茅根、炒车前子、通草、生草梢、枸橘、川楝子、马勃、土贝、丝瓜络、乌药、人参等。服6剂后即觉舒适，再以北沙参、天冬养阴之品出入，服至20余剂，经西医检查，谓精管大有好转，劝其继续治疗，共服40余剂而愈。在服药同时，嘱其每日食前服鲜活虾五六只（去壳），用酒酱拌蘸食之。考鲜活虾离水而能跳跃，去壳尚能波动，可知雄威而活力大，且质胶韧而气味腥，佐以酒酱之温以引之，得以发挥而收补精健力之效。如黄宫绣说："虾味最甘，性善跳跃，风火易动。"王士雄说："性甘温微毒，通督壮阳，生食尤甚。"李时珍说："法制壮阳道，再佐以人参之补气，使精能化气，气充则力强，相得益彰而收事半功倍之效果。"

胞门积结

1958年5月曾治一位郑性女人，少腹剧胀七日，坐卧不安，脉来弦滑带数。原肝脉络阴器，部位是肝肾分野，窃意恐有积聚，嘱其往妇科检验。先付一疏泄肝经气分之热，借以应急，用苏梗、乌药、香附以调气，枸橘、青皮、川楝子以疏肝，六一散、路路通以行气利湿。次日来复诊，谓西医诊断为水瘤，要留院割治，但昨经服方药后，胀已若失，故请再处一方，乃于前方八味加土贝、马勃以消肿，白茅根以清络热，陈佛手以疏胸膈之气，炒谷芽以醒胃，服药3剂即告痊愈。据其本人说：按之敲之，少腹也不觉痛，病已消释了。

我对工作和带徒的体会

曹惕寅

首长，各位同道，各位同学：

今天我参加这座谈会，心里感到非常高兴！谨将我工作和带徒的情况，向大家作简单的禀报。

吾家虽累代以医术称，实则内心之隐痛不可以言语形容者久矣。回首新中国成立前，政治腐败，民不聊生，鄙弃国医国药，因为之旧，使中医的处境直趋而下，几濒灭绝。庆幸得到新中国成立，在共产党和毛主席的领导下，继承发扬中医学遗产，号召中西医团结，才有今日光荣灿烂的境况。我自愿以爱党爱国、保卫工农兵及加强学习研究为宗旨，把以前所号称中医不能治的病、中药不能医的病，得着在各医疗机构服务的机会，贡我所知，而求我所不知，将西医的生理病理结合中医的理论药性，探讨新的治疗方法和规律，略得有些进展，为我有生以来无比的兴奋。所以我深深感谢共产党和毛主席，以及本方的卫生当局和本馆的领导而关怀和照顾，使我在衰病的晚年能够乐于从事临诊研究、传道授徒，将我积年的经验凑集成篇贡献出来，以尽我报党爱国的微忱、培养后继人才的夙愿。但我已年老气弱，不能语出成章，只能凭记忆所得而缕述之，请求指教。

吾自从受职中医文献研究馆馆员后，惊喜交集，惭悚备至，昼夜寻思，力图报称，在国家庇护逾莊，在本人惶惭愈多，未敢悠闲岁月，致成尸位素餐。因此，在情愫和精神上，对于本馆组织恒有亲如吾家之感。扶心自问，行医几十年来，虽有一定的临床经验，但素未想到要系统地整理出来，深觉有负党的发扬中医的政策。而在开始着手写作的时候，思想上举棋不定，既恐标新立异，又虑高低不就。自从本馆领导启发以后，好像拨云雾而见天日，精神为之一振。本人学术荒芜，年力衰微，喜得同僚时加切磋，始克由渐引进，并牢牢记住破除迷信、大胆创造，以治好一切疑难杂症作为我临诊研究的目标。从此以后，我就对各种疾病缜密观察、分析归纳、总结经验，并在临诊中不断观察、不断研究、不断总结，才得一些应用实效的方案，将这些辛辛苦苦得来一丝一缕的经验记录下来，一边贡献给文献馆，一边传授给徒弟，甚至他处医务工作者前来问学，我也乐于老老实实地告诉他们。我想国家要强，人民也要强，随时随地能为国家多培养一个人才，就多增加一份保卫人民健康的力量，以报答党发扬中医的恩情。

去年五月，病起猝变，忽而心跳气短不能言语，自忖深恐体力不支，有负职责，且吾研究所得之种种重要病症治验迄未脱稿，乃坚决辞去一切顾问医职，俾可半公半养，一方面赶速调治以维残躯，一方面尽量把积年的经验整理出来，聊以自慰耳。已经脱稿的计有十种，简述如下：

1. 温热性哮喘：虽然是暂定的假名，但在不断应诊、不断改进之下，已有一年或数年不发的效果。除寒痰积饮者外，青年、儿童甚多，成年人亦复不少。对于哮喘病，并不硬性要规定为温热性，实在是病机如此，各地施用以来，虽不能说百分百，尚称有效。

2. 乳糜尿：即我所假定之脏夺溺白病，在科学上面检查为乳糜管破裂，与湿热混浊、食伤溺白、膏淋等似觉有所不同，拙其或予以摄养真元，使脏腑不致下夺较为妥善。因此，拟定为脏夺溺白病，供可治者一目了然。

3. 冲心痛：即为心绞痛。经临诊反复检查和体会，似及之冲逆之气及于左膺虚里穴之部位。也就是说，他脏之气冲逆而为病也，不便以肋痛、心痛之名而混淆治者。

4. 内伤百郁病：即今日所谓之神经衰弱，以及千头万绪之病痛。欲求应机煞费苦心，在积年研究临诊考核之下，只有主治心肝入手，每见缓减而愈。

5. 肝胆热结证：即今所谓之肝肿大及胆结石等。一再手术，痛苦极矣。反复体会《内经》脏腑表里之意义及相引之作用，及悟得清肝即所以治胆，循此者以治热结证，获效较多。

6. 癫痫与类癫：顽疾也。癫痫古有成法，守定平肝息风、化痰宣中、清心宁神为主。至于类癫，则宜宣肺豁痰以化邪、镇肝涤垢以降浊。

7. 肺风、肺胀、肺肿：乃由气喘而逐步转深的阶段，其苦万状，确有不同的情况，似未变概以哮喘混治。肺风即为支气管炎，属于温热性。真所谓膈有胶固之痰，外遇非时之感，治以祛风化痰为要。肺胀即为支气管扩张，甚至胀而咳逆溢血。至于肺肿，即为肺气肿，病态以闷胀升塞不支为重，故应着重宣肺平气、化痰消肿。

8.诸血证：以九窍出血为吾十年来治血证中最危而最险者，在有生命之出入也。

9.导邪达外法：亦即内病外治法，有利于却病的一种治法，用之往往有效，希望不要以平常单方治之。

10.万病惟求一通：为吾生平治病的主旨，亦为吾应付疑难杂症的方法，每见险重之病而得左右逢源之效，甚至遇到复杂之症得着一点之通便，见危机立转。实实在在是我的经验，非故作寄辞而眩目惑人也。

这些东西当然是不全面的，但确是我点点滴滴积累起来的经验，整理出来以备将来进一步贡献给科学家、中西医医家们的研究。而此刻顺手教给徒弟切实学习，并告诉他们不要把它看作混饭吃的药方，要诚心体会，为人民解除病痛，保卫人民健康而报答党。

老年中医师确乎有雄心，而本人苦于手腕力有所不逮，幸本馆派助理馆员翼助整理，因为我年老，思路往往忽前忽后，记忆在从前，每作一稿常常写不成篇就搁下来，再要想写而又失记了。这种抑郁的情况，苦闷烦懊不能发挥吾的作用，现在有了助理同学帮助记录、整理、誊写，使我一方面能完成写作，一方面能将经验传给生徒，这是一举而三善备焉。因此，我深深感激共产党的教育真情。

吾之带徒，纯粹是为国家培养人才，学生之中有本馆的助理馆员继承中医的，有医疗机构的医师、西医学习中医的，有卫生局带徒班的，不分彼此，同样看待，根据不同条件和情况而适应其需要以答，使他们学有所用。

我们做老医师的人为继承发扬中医，带徒是应尽的职责，对于青年学生当适应其需要，把自己独特的经验发掘出来传给学生。在学问上来说，不是马上所能得到的，要在平日注意研究，才可得出精义而有所发明。因此，老师应有分别：一是讲解师；二是贯通师。讲解师，为生徒立基础；贯通师，使生徒彻悟贯通。不拘束于呆板的思想，但是也不能离开于根基的规范，这也是带徒的准则，以期望将来得以产生特别的医务工作者。

至于我教导生徒的方法也是一般普通的方法，没有什么特别。

1. 问答：有老师问而学生答，有学生提问而老师解答。学生有所问，我则每与详尽解答；有时我也提出问题而反问生徒，以触发他们对问题的了解和思考。

2. 要求生徒们注意我的临诊，注意我的问病。必须从头问到脚，仔细检查，以免遗漏，然后分别表里、寒热、虚实，以确定治疗的重点。遇有重要的脉象，令他们随我切按，以细心体会，比如脉的间隙有虚实的不同、阴阳的分别。诊暇之时，再反复讲解病情病机、立法用药等情况，使他们能详细了解。

3. 指导阅读：祖国医籍浩如烟海，不可不读，也不可死读。每以自己所称善的书籍转至生徒阅读，并告诉他们读书要灵活，不可拘守死板的方法，要求用心体会。

4 随时有新心得，就随时告诉生徒，唯恐隔久而遗忘，并且欢喜将用而有实效的经验教给他们体会。

5. 注意生徒们文学修养的提高，这与阅读、写作都有关系。在文法上要求进步，不要古奥，而要爽直整齐，字体要端正。

6. 我以研究而临诊，对各人抄录的医案，命其分门别类，便利于将来他们的研究整理。

7. 读学必须读得透彻，听讲必须认真领会，这样才能师生俱有乐趣，由心心相印而收良好得益的效果。

8. 我带学生，先事教之，后事放之，以我的经验心得增他们的阅历，延有基础后则要放之。放则融汇老师的学术经验和各家的理论学说，使得有新创造，学而不能放就少生气，但放在易脱离规范，只有能放，才能使学问有生发之气，这样他日或可有希望产生较好的医务工作者。

9.我很关心生徒平日思想品德的成长，时常勉励他们要爱党爱国，告诉他们为什么要专研学问，是为了党、为了国家，保卫人民的健康。从前在国民党统治的时代，以度过生活等了事。现在不是这样了，愈是难的病愈要治好它，这完全是精神上有了依靠，内心感激兴奋，国要强而人民也要强，我们是为保卫人民的健康而工作。因此，不论任何工作，思想正确是顶要紧的，我自己是这样存心的，教给学徒们也要这样存心的。回想我过去是在黑暗中摸索出来的，而今天他们都在幸福中成长，有书可读，有师可问，今昔对比，不可同日而语。勉励他们要珍视这良好的学习环境，努力学习，奋发精进。

我自问衰老多病，在党和毛主席的关怀下成为文献馆的馆员，年纪虽然大，而效忠之心弥切，每喜欢负超责任来尽一些微劳，以中医传统的精华结合科学的实验加以阐明而为治病救人之计。我国有广大的幅域，有广大的人民，有广大的事业，尽依托于工农兵，所以医务工作者尤其是负研究职责的人应当起来做奋发图强、自力更生的事业，必须中西医团结来研究中国的医理、中国的药材，以应付一切的病痛。更必须理论结合实际，实际配合理论，绝非从前虚与委蛇之时代也。我庆幸在此刻党的全面推进的时期，我仍然不甘落后，当继续尽我所能，以尽其责。今年内拟选写《百通验案—百则》，再总结几个病种的治疗经验等。总之，尽我余年以从事不断研究、不断写作，并带好徒弟，响应毛主席的号召，自力更生、奋发图强、勤俭建国、乘胜前进。

简陋之见不足为高明道，谬误之处在所难免，敬请首长、同道、同学们批评和指教，为祷，为幸！

1964 年 2 月

在科学会堂上之发言（中医文献馆带徒会议上）

通肺气以治肝、通浊滞以治胃

曹惕寅　口述　门生戴兰芬　记录

治病首重肺胃，盖肺主一身之气，胃乃十二经之海。肺气通调，则脏腑之气皆调；胃能降和，则气血之源化生。然肺为华盖，又为娇脏，位居上焦，喜清虚，恶邪恋。治肺之病，药宜味薄气升，轻清上行，可使肺气得展，邪无留地，重则药过病所矣，故宜用紫菀、杏仁、枳壳、桔梗、蒌皮、贝母等轻灵之品。常于疏肝、通肠、利尿剂中，配用肺经之药，往往事半功倍。对通腑、利尿而用治肺之法，人皆知之，无非是肺与大肠相表里、肺为水之上源之理，惟疏肝需治肺尚少谈及，故述于下。

1. 通肺气以治肝

夫肝为刚脏，气易郁结。肝气郁结者，每见胸胁苦满、胀痛不舒，疏肝利气之药当是必用之品，若加紫菀、杏仁、枳壳、桔梗、蒌皮、贝母等肺经之药，功效更捷。盖胸胁乃清旷之区，肺脏所居，肝络所过。胸胁胀满，虽因肝气郁结，但肺气亦未必得以舒畅。肝乃体阴用阳，非柔不克；肺乃脏娇气清，非润不降。且肝郁之人不但气滞，且有郁火，而疏肝利气之药每多香燥，燥从火化，易伤肝阴肺液。临床上养阴柔肝之剂常用一贯煎和白芍、首乌等品，但对肝阴肺液未伤而无舌光口干之症者，早用又有腻滞气机之虑，故余每参以紫菀、杏仁、枳壳、桔梗、蒌皮、贝母等轻灵清润之药，方无流弊。《本草从新》中云紫菀、杏仁并能解肺郁，枳壳、桔梗治胸膈滞气，贝母辛散肺郁，蒌皮荡涤胸中郁热。可见，以上诸味不但畅肺润肺，且能利气解郁，性味润而不滞，开而不燥，使肺气得畅、肝气疏通。肝郁之胸胁苦满胀痛，岂不得一舒而易治乎？此治肺疏肝利气之要诀也。

2. 通浊滞以治胃

胃为仓廪之官、水谷出入之道，位居中焦，乃升清降浊之器。叶天士云："脾宜升则健，胃宜降则和。"胃气不降，积浊内蒸，易于留邪致病。治胃之病，药宜味厚气沉，重浊下行，轻者药不济病，使胃气下降，浊不上蒸，心肺得宁，肝胆不勃。治胃浊之法，并不重于通肠去浊，而着重于导滞去浊。然滞证不一，有痰滞、湿滞、气滞、血滞、食滞等，辨证论治，不能拘泥。滞证既成，当宜导滞，如痰滞用二陈，湿滞用平胃，气滞用四七，血滞用红花、桃仁，食滞用六曲、楂炭之类。除治因之外，尤当善于应用"胃宜降则和"之法。降者降其浊气，浊气得降，则痰、湿、气、血、食得有去处，不使蕴蒸化热、结于燥屎而投承气峻剂，铸成焦头烂额之局也。降浊之药，如保和丸、莱菔子、火麻仁、瓜蒌仁之属，消导下气，化痰润肠，使诸滞之症导而下行。此乃治胃导滞降浊之大法也。

昔贤云病有死于清道、浊道者多矣。病于清道者宜治肺，病于浊道者宜治胃。能知此中精义而擅长灵活应用，对各种杂病之施治思过半矣。

临诊琐记

1. 论四时及六淫

（1）冬寒、春风、夏湿、秋燥，当知其变而治之，就其本体情况而斟酌用药。

（2）风不可遏，其性善行而速变，故围困中当留一出路。

（3）游风不可用外敷法，散风邪可瘥。

（4）诸痛痒疮皆属于火，火性最毒，故当求通降，使火毒有所出路。

2. 略论肝胆

（1）肝为风木之脏，赖营血以养之、津液以濡之；司疏泄而主藏血，最虑抑郁燥热，故治法以疏肝、缓肝为主要。疏肝以调气，缓肝以滋燥，实为根本治法，其他如凉肝、通肠、清热等为辅佐之法也。

疏肝：逍遥丸、青皮、制香附、乌药、煅瓦楞粉、枸橘、沉香屑。

缓肝：白芍、甘草、乌梅、制首乌、黑元参、生地、龟甲、炙鳖甲、煅牡蛎。

通肠：瓜蒌仁泥、火麻仁泥。

凉肝：羚羊角、左金丸、蒲公英、龙胆草、龙胆泻肝丸、当归龙荟丸、丹皮、赤芍、川楝子、川连、连翘。

镇肝：生紫贝齿、煅石决明、灵磁石。

助运：沉香曲、保和丸、炙鸡金。

泄风：桑叶、白蒺藜、钩勾、杭菊。

（2）胆为清净之腑，胆热当治肝，肝与胆相表里也。胆易于聚热结石，胆汁浓厚易堵塞胆管。

化胆石：生鸡内金、郁金。常服金钱草一两代茶。

3. 关于血证

凡血证，在鸥张时宜清营凉血平肝，安静时宜存阴泄热凉血。前者可得急性之效，后者为固本之计。

治血宜泄热与降气。血家忌表。

4. 目疾

（1）验方一则（目疾属虚者均可用）

处方：生羊肝一具，生熟地（各）一两，制首乌一两，天麦冬（各）四钱，菟丝子四钱，沙苑子四钱，五味子三钱，谷精珠三钱，夜明砂三钱，决明子三钱。

上药共研细粉，用大荷叶一角、炒谷芽五钱煎汤调送药粉。每服一钱，日服 2 次。

（2）白内障：多由阴不上承所致。

治则：宣肺气，清痰热，平肝火，益肾阴。

5. 关于疔与疽

疔、疽都不宜服六神丸。疔要聚，疽要温。疔与疽均未老先白头：疔红肿快，只有一个头；疽红肿慢，有多头。疔宜寒凉，疽宜温通。

6. 辨证治法

看病宜先浅，投补宜顾运防胀。

发表兼畅肺，导滞兼疏气。

宽胀兼化痰，利水兼泄热。

虚人老人气急，慎用重镇。

老年人慎用温热、温燥之品，犹如枯柴易燃也。

疮家忌表，血家忌表。

头汗因于肺闭，症见喘甚、面青，阳气不布，需开肺气，如枳壳、桔梗。

由于肺热，症见头汗、剂颈而还，清肺热可用干桑叶、枯芩之类。

7. 关于进补

先生不喜蛮补，常告诫不可乱吃补药。除非因病亏损过甚，不可乱吃补药，因为内脏以通为补。设或痰湿气滞胶凝不化，本是小病，就会变成大病。所以治病必须先求其通，要吃补药先看有无外感、胸次通畅否、消化力如何、二便如何、舌苔干净否、口味清爽否、梦多否、痰多否。形体瘦宜补血，形丰宜补气。当补中寓疏、疏中寓补，方可获效而无弊也。

8. 中药点滴

生香附：老师当它是小川朴，但川朴偏于芳香宣通、化湿宽中，生香附则偏于香燥理气，常与茅术配伍，为阴中快气药。暑湿天多用生香附，冬令舌白滑者用制香附。

化橘红：赖氏红，皮黄而糙；陈李济产的最好，其皮多绒。

枸杞：滋肝明目，丈夫远行不服。

麝香：放火焰上烤，哔啪作响者佳。

人尿：活血、化瘀、祛伤，故吐血服童便，甚至自便即可"兑现"。

石斛：养胃津，便溏的不用鲜石斛，枫斗需多打多煎。

天花粉：养肠胃津液，便溏的不用。

九香虫：补脾肾，壮元阳；疏肝郁，散滞气。

宽胀：实证用香橼皮、广木香；半虚半实用莱菔子、春砂仁末；虚证用九香虫。

（20世纪60年代郭天玲随记）

曹惕寅膏方案及嚼化方案选录

一、曹惕寅膏方案

（一）膏方组成规律

　　1.脉案书写

　　2.方药组成

　　（1）处方主要由三部分组成：上组为综合整体、重要亏损的补药；中组为辅助君药、助运及治病部分；下组专力培补肝肾（补腰腿）。总而言之，以疏补交融为要，方可发生效力。

　　（2）药味少者12味，多至24味。

　　（3）剂量为常用汤方量之10倍。

　　（4）重要或特殊药品研粉搅入。

　　（5）调味加冰糖（或饴糖或砂糖），用量约为全剂量之1/3。

　　3.服法及注意事项

（二）曹惕寅膏方病案举例

【案一】

吕先生，1957 年诊。

背为阳，督脉所往，腰为肾脏所司，培补督肾，则背痛腰酸自除，冬蛰培养切要之图。

处方：潞党参三两，杭白芍三两，杜仲四两，制首乌五两，都气丸（包）六两，川断四两，当归身三两，黑元参五两，金毛脊四两，漂白术三两，煅牡蛎五两，桑寄生四两，龟鹿二仙胶（烊化）二两，川贝（捣粉，收膏时入）一两，六曲四两，桑椹子膏六两，甜杏仁（去尖）四两，炒谷芽五两。

上药水浸一宿，浓煎三度，去渣，加入一膏、一胶及川贝粉，依次搅化收膏，以老为度。每日早晚各服半瓦匙，开水送下。外感暂停。

【案二】

徐某弟弟，15 岁，1958 年膏方。

脾胃为生化之源，化糟粕、生精微尽基于此，童年发育之资亦尽赖于此。在培养之外，尤宜调节饮食、慎护寒暖、适宜劳逸，则百病不生、体力加健易事也。头晕、颈核、易惊，痰病也；脘痛、泛酸、便艰，运滞也。均宜本此调治之。

处方：煅瓦楞粉（包）五两，连翘心三两，竹沥夏三两，六曲四两，生紫贝齿五两，远志肉一两五钱，陈佛手一两，炒谷芽五两，川断三两，乌药一两五钱。

上药井水浸一宿，浓煎三度，去渣，加入党参膏五两，桑椹子膏五两，芋芳丸五两，研末收膏，以老为度。每日早晚各服半瓦匙。另早服资生丸三钱，晚服六味地黄丸三钱。外感暂停。

【案三】

冯某，女，44岁，镇宁路668弄76号，1958年膏方。

肝主藏血，脾主统血，肝脾失其统摄之权，乃有此种见象，信期将来则痰中带血，癸水来时则所下如冲。其他如耳响、少寐、神疲、闻声惊惕、不耐劳动等，症情尽因病致虚、因虚益亏所致。冬令培养，洵要图也（见胃阴不足之证）。

处方：补中益气丸四两，枣仁炭三两，煅牡蛎五两，六味地黄丸四两，茯苓神各三两，杭甘菊一两，潞党参四两，白芍（甘草—两同炙）二两，金毛脊四两，北沙参三两，柏子仁四两，杜仲四两，甜冬术三两，怀山药五两，乌药一两，制首乌五两，女贞子三两，血余炭四两，陈阿胶

（酒化，收膏时和入）四两，桑椹子膏六两。

注：六味地黄丸代熟地，两种丸药可包煎。

上药如法制膏。每服一瓦匙，日服 2 次，早晚开水冲服。外感暂停。

【案四】

吴先生，1958 年膏方。

肝主血，血燥则肝急。凡肝阴不足，必得肾水以补之、血液以濡之，务随其畅条之性，则郁者舒矣。反是，则为膜胀、为胸满、为肋痛、为腰酸，无一非刚性难驯之象，甚至反侮于脾而致运化不及、浊气填塞、撑胀加厉，治之者大都守成于下之则胀已之法，病此者每致蒙，旋泻旋胀，真气受戕之害。故为调治，本旨自当滋肝木以扶脾土，则胀安而运健；至若处方之权衡，尤贵燥土而无燥于阴、补阴而无滞于气，再调其虚实、慎其起居，庶几近之。

处方：潞党参（自劈，炒香）三两，制於术一两五钱，炙橘白一两，大熟地（春砂仁末五钱同拌）四两，怀山药四两，法半夏三两，大生地四两，当归身二两，香橼皮一两，黑元参三两，奎白芍二两，沉香曲二两，鳖甲胶（收膏时烊入）一两，云茯苓四两，川石斛三两，陈阿胶（收膏时烊入）一两，肥玉竹一两五钱，台乌药一两。

上方如法制膏，烊入二胶，存贮备用。每日早晚各服一匙，开水调服。外感暂停。

【案五】

吴某，女，80 岁，南京西路 1213 弄 150 号。

复诊：1963 年 11 月 20 日。

喘病最困人，新病由于肺，旧病由于肾。良以肺主肃降，肾司摄纳，肺虚肾亏最易引起喘吁之扰。年高体虚，际此冬蛰，正宜及时培养之。

处方：移山参（研末，收膏时入）一两，黑元参三两，金毛脊四两，南沙参三两，朱天冬二两，川断三两，制首乌四两，盐半夏一两五钱，菟丝子（盐水炒）三两，肥玉竹三两，川贝母（打粉）一两，沙苑子（盐水炒）三两，陈阿胶（酒化，收膏时入）一两五钱，冬虫夏草（打粉）一两五钱，原金之斛（打，先煎）四两，桑枝膏（收膏时入）一两，胡桃肉（打碎）三两，陈佛手一两，制白术一两，七味都气丸四两，炒谷芽五钱。

上药先用冷水浸一宵，浓煎三度，去渣，加入一膏、一胶、参末、贝末、冬虫夏草粉，以及胡桃肉碎，共搅和收膏，以老为度。每日早晚各服半瓦匙，开水送下。外感暂停。

【案六】

张某，男，61岁，安远路300号。

初诊：1963年12月9日。

丰腴之躯多湿多痰，治宜培养中气以运痰浊。际此冬蛰之令，正宜及时进益之。

处方：移山参（研末，收膏时入）一两，新会皮一两，川断三两，南沙参三两，盐半夏三两，桑寄生五两，制首乌五钱，远志肉一两五钱，菟丝子四两，黑元参三两，炒枣仁三两，沙苑子四两，陈阿胶（酒化，收膏时入）二两，杭菊一两，六曲四两，桑枝膏（收膏时入）五钱，白芍一两五钱，炒谷芽五两。

上药先用冷水浸一宵，浓煎三度，去渣，加入一膏、一胶、参粉，依次搅化收膏，以老为度。每日早晚各服半瓦匙，渐加至一瓦匙，开水调服之。外感暂停。

【案七】

刘某，女，86岁，华山路130弄10号。

复诊：1963年11月17日。

脾属土，土为万物之母，脾土得强则生化旺盛，气血充沛，百体健适。八旬外大年，中气不足，转运乏力，际此冬蛰之令，正属培养之时。年高矣，尤宜慎寒热、节饮食以自珍。

处方：移山参（研末，收膏时入）一两，陈阿胶（酒化，收膏时搅入）二两，抱木神三两，金毛脊三两，南沙参三两，制白术三两，炒枣仁三两，桑寄生五两，制首乌四两，炙橘白一两，远志肉一两五钱，菟丝子三两，肥玉竹三两，宋半夏三两，原金斛二两，沙苑子三两，桑椹膏（收膏时搅入）四两，陈佛手七钱，川断三两，炒谷芽五两。

上药先用冷水浸一宿，浓煎三度，去渣，加入一膏、一胶及参粉，依次搅化收膏，以老为度。每日早晚各服半瓦匙，开水和服。外感暂停。

【案八】

史某，男，60 岁。1963 年 12 月 22 日诊。

素有肺结核（吸收好转期）。痰厚，舌垢，多咳，一身骨节尽疼。就症状，阴薄肝亢，肺受火烁，肺阴不足。遇暴冷作咳，兼之肢络不和。即应本此调治之。

处方：北沙参四两，黑元参三两，川贝（研末，收膏时搅入）一两五钱，天冬二两，川石斛四两，冬瓜子五两，制首乌五两，炒枣仁三两，川断三两，肥玉竹五两，远志肉一两五钱，桑寄生五两，桑枝膏六两，炙橘白一两，百合四两，雪梨膏六两，生苡仁四两，移山参（研末，收膏时搅入）七钱。

上药依法制膏，搅入二膏、二粉末，和匀。每日早晚各服一瓦匙，开水调服。外感暂停。

【案九】

金某，男，40岁，襄阳南路306弄84号。

气系乎通，血系乎动。气通则便于周流，血行则利于输布，故人身虽然在纤维之间，均依赖于通与动。通与动合乎常则安，失其宜则病。求其调和之术，不外乎劳逸得宜。若本案睾丸酸痿、腿软手颤等状，非失于太过即病于不及，当求其通而使健，其动而使健，其动厥疾自瘳。

处方：补中益气丸一两，当归身三钱，乌药二钱，川断四钱，参苓白术丸一两，怀山药五钱，枸橘二钱，金毛脊四钱，七味都气丸一两，抱木神五钱，粉草薢四钱，桑寄生四钱，青娥丸一两，炒枣仁三钱，车前子四钱，菟丝子四钱。

上药共研细粉，每日服钱半，斟加桑椹子膏和合，开水冲服。外感暂停。

【编者按】此方以粉代煎，恐为权宜之计，或与当时有些药物供应困难有关。

二、曹惕寅音带腐蚀噙化方案

北京西路福明里口，旧日设有天德堂药肆，其主叶菊甫先生央余往乌浪路西湖坊诊钱君杏初之肺病，已历九月，昼夜咳呛不得稍息，形瘦肉削，气急喘促，脉来乍大乍小，不敢饮不敢食，甚至点滴不能下。盖以或食或饮势必呛咳大作，震荡不宁。伤风咳甚，疲乏而已，不意数日相隔，一病至此，询^①骇人听闻也。反复诊查，情况棘手，药不得下咽，将何途而求进？正欲掀帘而辞，忽见其兼祧母三人环叩于门外，竟使吾去留失措而局促不安。合云君家乃苏中盛称世代救人之名医，非庸庸一般者可比拟也，先生必有良策……余实深惶愧不已，乃强以挽而起之。告其少安毋躁，容为精心筹划，在无法中求法以慰君等之厚信。默坐寻思，细心忖度，丸散苦于梗，药汁难于咽，舍用噙化更求何策？且病家曾经西医科检查，云声门、声带腐蚀过剧所致病也。病势既久且重，其势无法着手，当先救其危局，再谋其虚损。乃定噙化方一张付之，其方如下：猴枣粉三分，濂珠粉三分，川贝粉三钱，马勃一钱，飞中白

---

① 询：副词，确实。

三钱，甘中黄一钱，蜜炙百部五分，蜜炙马兜铃一钱研末，再和入飞青黛一分；然后用带心麦冬三钱，真风斛三钱煎浓汁去渣。将上药搅和做成棋子式小饼，昼夜噙化不间。仅经二旬余瘥，眠食便溺复常，唯语声形成粗大，消瘦一时未及恢复。为当日受窘而悟得之法，谓急则智生之说耳。果能真心诚意，往往争生命于俄顷之间，可不慎乎？

跋

近闻上海中医药大学郭天玲教授、陆海凤医生等，积数年之心血，裒然成帙，撰成《吴门医派曹惕寅遗稿存真》一书，深感前辈对其先师的传承，治学至精，勤勉不倦，不由心生敬意。

吴中地秀人杰，千年历史孕育了璀璨的文化，香山帮打造的苏州园林、江南古镇巧夺天工，苏州丝绸和刺绣蜚声海外，他如昆剧、评弹、吴门画派等诸多非物质文化遗产，对近百年海派文化的起源与发展，也有着重要的影响，而吴门医派同样也是苏州文化中的一朵奇葩。

吴门医派肇始于明朝戴思恭、薛己，至明末清初吴又可、叶天士渐至鼎盛，又有徐灵胎、薛生白等诸多先贤。吴门医派其中的分支创立了温病学派，以善治外感温热病为长，用药强调"轻清灵巧"，对后世孟河医派和海派中医影响久远，故世人有"吴中医派甲天下，孟河医派冠吴中"之誉。曹惕寅先生的伯父曹沧洲先生，亦为吴门医派中之翘楚。曹沧洲先生家学渊源，幼承庭训，精于内科，对外感温热病亦颇有心得。其曾于清光绪三十三年（1907），与青浦陈莲舫共同奉诏入京，为光绪皇帝与慈禧太后诊治，后赐七品御医，便有了"三钱萝卜籽，换个红顶子"的故事。

曹惕寅先生，名岳峻，字惕寅，以字行，为民国四大高僧印光法师皈依弟子，法名契敬。承其祖云洲、伯父沧洲、兄南笙，医术大进，于上世纪二十年代迁居沪渎，设诊于斯，成为海派中医的一支重要脉络。学术上强调"万病惟求一通"，一曰应机，祛邪以求通，调和营卫，流通气血；二曰宣化，疏调以求通，协调升降，沟通三焦；三曰调摄，调理以求通，培脾益肾，疏补交融。此三点可谓直中肯綮，要言不烦。曹惕寅先生临证六十余年，擅治内外各科，常将外治方药用于内科疾病而收效，称为"导邪外达法"。用药推崇吴门医派杰出医家叶天士，圆机活法，轻清灵巧，在古方和家传基础上多有创见。遣方讲究药物组织结构，每以功效相类或相辅相成的药物为一组，每组二三味，每方分为上、中、下、末四组，上为主药，中为相辅，下为相须，末则通调，如此条分缕析，一目了然。

1956年7月，为统战以及抢救整理老中医经验需要，原上海市卫生局筹建成立了上海市中医文献研究馆，并先后设立了七个业务组开展研究工作，曹惕寅先生被聘为上海市中医文献研究馆馆务委员。作为我馆建馆后的第一批最重要的馆员之一，曹惕寅先生担任验方组组长，收集各类验方、秘方、民间单方。上世纪五六十年代，我馆组织力量，陆续整理出版了一批较有质量的专病文献专辑，其中就有为屠呦呦教授研究青蒿素提供线索和启发的《疟疾专辑》一书；另外还油印了一大批以名老中医经验为主的小册子，而曹惕寅先生于此时亦贡献了《中药治疗膏淋（乳糜尿）之初步研讨》和《温热性哮喘表攻补三法之研究》，并四次在《上海中医药杂志》上发表论文。曹惕寅先生的著作中，以《翠竹山房诊暇录》最负盛名，该书成书于1927年，共分两卷，记录其医案医话共77个，充分展示了其治学思想和临证精华，具有较高的学术和整理价值。另有《临证述要》《万病惟求一通》《翠竹老人卫生方》等医稿遗世。

建馆初期，为传承馆员临床经验和关心联络馆员生活，我馆选拔了一批中青年中医和刚从上海中医学院毕业的年轻力量，作为助理馆员，而郭天玲教授就是其中的佼佼者，当时拜师曹惕寅先生的我馆骨干还有黄少堂、王秀娟、林功铮三位前辈。郭教授前后跟师学习多年，深得曹师之真传，后又调至上海中医学院从事医史文献研究，造诣颇深，现任上海中医药大学专家委员会名誉委员。陆海凤医生于二十世纪五六十年代入选上海市卫生局直属中医带徒班，1963年起师从曹惕寅先生，对曹师学术思想和临床经验有切深的理解和多年的实践，并留存了珍贵的文字资料。此次由郭天玲教授、陆海凤医生领衔编著、整理，付梓曹惕寅馆员的遗稿，功绩卓然，利在千秋，亦值得我馆后侪学习！

上海市中医文献馆

甲辰谷雨